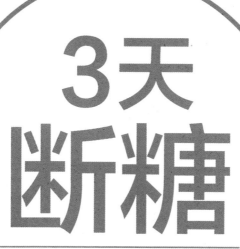

3天断糖

[日]西胁俊二 著 刘格安 译

U0333229

浙江科学技术出版社

图书在版编目（CIP）数据

3天断糖 ／（日）西胁俊二著；刘格安译. — 杭州：
浙江科学技术出版社，2021.1（2021.10重印）
ISBN 978-7-5341-9309-5

Ⅰ. ①3… Ⅱ. ①西… ②刘… Ⅲ. ①饮食营养学－普
及读物 Ⅳ. ①R155.1-49

中国版本图书馆CIP数据核字（2020）第202714号

著作权合同登记号　图字：11-2018-500号

MIKKA DE YASERU! DATTO DIET
Copyright © 西胁俊二2015
Originally Published in Japan by Shufunotomo Co.,Ltd.
through EYA Beijing Representative Office
Simplified Chinese translation rights © Lightbook(Beijing) Co., Ltd

书　　名　3天断糖
　　　　　3 Tian Duantang
著　　者　[日] 西胁俊二
译　　者　刘格安

出版发行　浙江科学技术出版社
　　　　　杭州市体育场路347号　邮政编码：310006
　　　　　销售部电话：0571-85062597
　　　　　网　址：www.zkpress.com
　　　　　E-mail：zkpress@zkpress.com
排　　版　烟雨
印　　刷　河北京平诚乾印刷有限公司

开　　本　880×1230　1/32　　　　印　张　5.5
字　　数　90 000
版　　次　2021年1月第1版　　　　　印　次　2021年10月第3次印刷
书　　号　ISBN 978-7-5341-9309-5　定　价　49.00元

责任编辑　王巧玲　刘　雪　　责任校对　顾旻波

责任美编　金　晖　　　　　　　责任印务　田　文

读者见证！
3天就有变化的断糖饮食

首先，感谢正在阅读本书的你。

我想，打开这本书的人中，应该有不少人对减肥、瘦身相当感兴趣，甚至已尝试过五花八门的减肥法，却始终无法获得令人满意的结果吧？在此，我想问各位，你认为减肥成功的定义是什么呢？变瘦？变美？体重减轻？还是变健康？一般我们认为，"减肥"二字指的是通过节制饮食、增加锻炼等方法减轻肥胖的程度，以变得更健康、更美丽，从而避免（或解决）肥胖问题。

或许正因如此，许多人一开始多采用节食减肥法，勉强自己控制食欲、减少食量，或将饮食调整为以蔬菜为主，减少肉类的摄取。不过，大部分节食减肥者都会以失败收场。即使好不容易瘦了，一旦恢复正常饮食就会复胖，甚至变得比减肥前更胖。越减越肥，令人感到沮丧、挫败。

除了节食减肥法，日常生活中还流传着各种减肥法，例如香蕉减肥法、轻断食减肥法、果汁减肥法等，不计其数。

面对这么多种减肥法，你是不是也觉得实在很难判断哪一种值得信赖，哪一种才是真正健康的减肥法呢？

回到人类最初的饮食模式，一定会变瘦

所谓的断糖减肥法，**是从断糖饮食发展、衍生出的减肥法，也是一种回归人类最初饮食模式的减肥法**。采用断糖减肥法时，无须勉强自己就能收获成效，且瘦到理想体重后也不必担心复胖。

最后，让我重新诠释减肥的定义吧！

减肥，不只是一种通过瘦身获得众人的认可、称赞，让别人说"你瘦了"的方法；还是一种为了健康而采取的不伤身、不会影响情绪，又能让自己真正变美的方法。断糖减肥法正是兼顾健康、美丽，无须勉强自己也能控制体重、维持体态的理想减肥法。

在此恳请各位务必尝试，给自己一个改变的机会，加油！

西胁俊二

目录 CONTENTS

第 4 章　绝不挨饿！ 3 天断糖食谱大公开

第 5 章　名医推荐！一定要吃的 7 种断糖好食材

第 6 章　破解错误迷思，断糖时这样吃更健康

第 7 章　最多人询问的 12 个断糖 Q&A，一次解答

第1章

10 万读者都在做！
3 天断糖计划的八大效果

断糖 3 天，改善糖中毒

　　所谓的断糖，即断绝糖。而这里所指的糖，不局限于巧克力、蛋糕、饼干等甜食，也包含我们在生活中常吃的面条、米饭、面包等含糖食物。

　　与近年相当流行的限糖饮食法不同，断糖饮食法会尽可能地排除饮食中的糖，甚至将糖含量降到零。为什么要尽可能地排除饮食中的糖呢？因为糖具有成瘾性，渐进式的限糖饮食反而会使我们对糖的依赖与欲望变强，最终导致糖中毒。

体内过多的糖，是肥胖的元凶

　　糖经由人体摄取、吸收后，会被分解成葡萄糖，并以热量的形式供人体使用。然而，现代人在吃三餐时经常过量进食，再加上整天坐在有空调的房间内上班，不仅运动量严重不足，身体也早已不懂如何自行调节体温，这就使我们错失了许多自然消耗热量的机会。所以，我们根本无法将吃进身体的糖消耗完毕，过多的糖于是被转换成甘油三酯。在进食后的3天内，甘油三酯会转变为皮下脂肪或内脏脂肪，并永久储存于体内。

也就是说，在减肥时仍摄取糖的话，是绝对不可能成功减肥的。因此，请勇敢跨出第一步：从今天开始断糖。

 名医这样说：

今天就开始断糖，你一定能变瘦并远离复胖！

实行断糖饮食，远离初老肥胖

"以前只要少吃一餐，肚子就会小一点儿。"

"现在连喝水都会胖，怎么办？"

"我已经很努力地节食了，为什么还是瘦不下来？"

不知道各位是否也有上述困扰呢？其实这种类似中年肥的情况不只发生在40岁以上的人身上，现在许多30多岁的人也渐渐感受到了初老肥胖的危机，而解决这种问题的办法，就是通过提高身体的基础代谢率，让自己成为易瘦体质。

所谓的基础代谢，是指一个人在静态下维持生命所需的最低能量代谢，所需的能量主要用于呼吸、心跳、氧气运送、腺体分泌、肌肉紧张等基本生理功能。其中，肌肉是人体消耗能量最多的部位，**因此可通过增加肌肉来有效提高基础代谢率。**

控制热量的节食减肥法，只会让人越减越肥

提到减肥，一般认为少吃是最快的减肥方法。这种节食、压抑食欲的减肥方法虽然能让我们暂时瘦下来，但也会使长期处于饥饿状态的身体自动切换成节能模式，分解消耗能量最多的肌肉，导致基础代谢率降低。**当基础代谢率降低后，一旦恢复正常饮食，人就会立刻复胖，甚至比以前更胖。**

简而言之，控制热量的节食减肥法，减掉的只是水分和肌肉，并非真正的脂肪。因此，若想摆脱复胖，我的建议是选择断糖饮食法。

 名医这样说：
断糖可提高基础代谢率，使人变成易瘦体质。

多吃新鲜的鱼、肉，轻松代谢糖

你是否听过"甜食装在另一个胃里"的说法呢？明明已经吃饱，饭后却还吃得下甜食。为什么会这样呢？因为含糖食物（例如甜食、米饭和面条）具有成瘾性，会让我们无法自拔地持续进食，进而造成肥胖。

反观新鲜的鱼、肉等，只要摄取其到一定的量，便不会让人有继续吃的欲望。换言之，以蛋白质为主的饮食能让我们轻松获得饱足感，避免了过量进食；而断糖减肥法的核心，正是以蛋白质为主食。

充分摄取蛋白质，能让我们保持肌肉量，维持一定的基础代谢率，这样一来，我们在成功瘦身后即使不刻意忌口，也能轻松维持苗条身材。因为造成肥胖的原因——糖，已被彻底去除。

完全不吃脂肪，易损害身体功能

虽然减少脂肪的摄取可让身体快速瘦下来，但长此以往可能会损坏身体功能。人体细胞膜的主要成分是脂类，缺乏脂类的话，细胞便无法快速修复、再生细胞膜，容易受到细菌或病毒的侵害。适量摄取优质脂肪对维持正常的身体功能而言非常重要。

刚开始实行断糖减肥法时，可多吃脂肪含量较低的鱼、肉，让身体先适应断糖状态，待身体开始代谢体内多余的脂肪后，我们就会慢慢变瘦。待身体习惯后，我们即使摄取少量脂肪含量较高的蛋白质类食物也无大碍。

名医这样说：

饮食以蛋白质为主，如吃新鲜的鱼、肉，以帮助体内糖的代谢。

增加胶原蛋白，延缓老化

你知道吗？肌肤老化的元凶之一是晚期糖基化终末产物（advanced glycation end products，AGEs）。此物质会破坏胶原蛋白，让肌肤失去紧致感与弹性，并进而产生皱纹、变得暗沉。

人体内的AGEs是如何产生的呢？有两种方式。第一种是人体摄取了由蛋白质和糖一起加热制成的食物，例如红烧鱼、甜甜圈和照烧肉等，使AGEs进入人体；第二种则是人体内可生成内源性AGEs，人体摄取了过多的糖后，糖会附着于体内的胶原蛋白等蛋白质上，经由体温加热后形成AGEs。

不过，只要进行断糖饮食，以上问题都将迎刃而解。只要我们断绝饮食中的糖，就能避免过多的糖累积于体内引起糖化现象，这样我们便能成功延缓肌肤老化，使肌肤维持紧致感与弹性。

提高基础代谢率，外表自然年轻

此外，断糖饮食也可提高基础代谢率，改善新陈代谢。**当新陈代谢良好时，身体年龄也会变小**。也就是说，即使是 40 岁的人，只要实行断糖饮食，也能让身体变年轻，肌肤也会恢复到年轻时的水嫩状态。

反观实行节食减肥法的人，往往在体重减轻后会出现皮肤干燥或皱纹激增等问题，这些问题皆是由营养不足、身体无法生产必要的激素所致。因此，对体内激素含量已逐渐降低的中老年人来说，如果实行节食减肥法，很可能会加速身体的老化，导致越减越老。

 名医这样说：

断糖可使身体年龄变小，使肌肤恢复水嫩、光滑。

90%的病可通过断糖改善

除了控制体重，断糖饮食也可预防或改善各种恼人的疾病：

糖尿病 ▶ 是一组以高血糖为特征的代谢性疾病，2型糖尿病患者发病前常感疲乏无力且有肥胖的情况。人体中唯一能够降低血糖的激素是胰岛素，**当我们摄取了过量的糖后，过量的糖会使内脏脂肪增多，进而阻碍胰岛素发挥作用。**因此，改善糖尿病的方法之一就是断糖。

高血压 ▶ 摄取过量糖会造成脂肪囤积，最终阻碍肾脏排泄盐分。此外，摄取糖时，交感神经会处于紧张状态。上述两种情况皆由糖所致，因此，如果断糖，可有效控制高血压，但比起糖尿病，高血压的控制需花费更长的时间。

痛风 ▶ 由体内尿酸堆积过多所致。人体摄取了过多的糖后，肾脏排泄尿酸的功能便会受到阻碍，导致体内的尿酸含量攀升。尿酸一旦转化为结晶，便会刺激关节，造成关节疼痛。一般认为痛风患者应禁止食用嘌呤含量高的食物，如啤酒，但此做法治标不治本。事实上，实行断糖饮食后，无论是喝用啤酒花和麦芽酿的含糖量很低的啤酒，还是吃海胆或鲑鱼子，都不会加剧痛风，甚至可以控制病情。

动脉硬化 ▶ 由胆固醇附着在血管内壁所致。为什么胆固醇会附着在血管内壁呢？因为糖可在人体内转化成脂肪囤积起来，既使**体重增加，又使血糖含量、血脂含量及血液黏度升高，对动脉硬化的发展有推进作用。**因此，如果能实行断糖饮食，避免血糖快速升高，可有效预防动脉硬化。

 名医这样说：
预防各种生活习惯病，请从断糖做起。

提高体温，预防癌症

　　癌细胞的主要养分就是糖！换言之，断糖能减缓癌细胞的生长。此说法并非空穴来风，而是我根据所诊治的癌症患者的真实情况进行分析和总结后得出的。想要治疗癌症，除了断糖，还建议同时配合有氧运动。

　　癌细胞的最佳生长环境是温度低且氧气含量低的地方。做有氧运动可扩张毛细血管，改善微循环，让温热的血液流遍全身，进而使体温上升。做有氧运动也可促进新陈代谢，使氧气随着血液被运送至身体各处。如此一来，癌细胞就不容易找到生存的空间。根据调查，在正常体温范围内，体温低的人与体温高的人相比，抵抗力较弱，更容易生病。也就是说，**通过提供充足的氧气并提高体温，可创造癌细胞不易生存的体内环境。**

断糖可强化副交感神经，提高免疫力

另一方面，人体的内脏如心脏、胃和肠，都是由自主神经系统调控的，而自主神经又分为两种：白天（紧张时）作用的交感神经和晚上（放松时）作用的副交感神经。摄取糖会使交感神经处于上位，使我们感到紧张，并使心跳和脉搏变快。

现代人的生活忙碌又紧张，再加上现代人往往大量摄取糖，导致交感神经易长期处于紧绷状态，进而使免疫力降低。断糖能强化副交感神经的功能，进而提高免疫力。换言之，断糖是预防疾病的良方。

 名医这样说：
断糖可提高免疫力，预防癌症。

改善更年期综合征，预防骨质疏松症

随着年纪增长，有不少人开始担心肥胖问题，也有不少人正受更年期综合征的困扰，且始终找不到克服它的好方法。事实上，只要了解了更年期综合征的成因，就可轻松应对它。

更年期综合征是由激素含量减少造成的。因此，如果充分摄取蛋白质或脂肪，保证激素正常代谢，便能有效改善不适。若搭配断糖饮食，更能延长副交感神经的运作时间，使更年期常见的焦虑等症状获得缓解。

骨质疏松症患者除了补钙也得多吃蛋白质

此外，更年期综合征患者也很容易罹患骨质疏松症。许多人以为骨质疏松症是由于缺乏钙质所致，所以拼命补钙。殊不知，补充钙质的同时也必须积极摄取蛋白质，这样才能让钙质被人体充分吸收。

此说法可在一项有趣的调查中得到验证：意大利北部地区和南部地区人种的体形差异很大，调查后发现，原因在于北部人经常摄取肉类等含有大量蛋白质的食物，因此平均身高较高；而南部人的饮食则以意大利面等含糖食物为主，因此南部人的身高明显低于北部人。简单来说，**欲促进骨骼生长，不可只补充钙质，也必须同时摄取蛋白质。**

断糖饮食以新鲜的鱼、肉等富含优质蛋白质的食物为主要摄取来源，因此即使持续减肥，也不必担心骨质疏松症等问题。

 名医这样说：
　　常吃优质蛋白质，可有效补充激素和钙质。

促进血液循环，改善虚寒体质

失眠的主因有两种，其一是所谓的阻塞性睡眠呼吸暂停低通气综合征。此综合征好发于身体肥胖者，而断糖饮食能消除肥胖，有效控制体重。因此，从这个角度而言，断糖饮食也可作为改善睡眠的方法。

其二，大量摄取糖会导致交感神经活跃，使身体长时间处于紧张状态，而这也可能是有些人到了晚上辗转难眠的原因。换句话说，断糖可以让副交感神经恢复正常运作，自然可以改善睡眠。

提高体温，才能改善虚寒体质

除此之外，断糖也可改善虚寒体质，使身体不易生病。

所谓的虚寒体质，不只表现为手脚冰冷，事实上，燥热也是虚寒体质的一种表现。时常感到脸部发热，但手脚却很冰冷，有这种状况即代表体内的热量循环不顺畅。此外，容易全身发热、冒冷汗，是热量无法正常循环、发散而蓄积于体内的一种表现，也是体内虚寒的表现。

改善虚寒体质的方式之一就是断糖。正如前文所述，**因断糖能加速血液循环，使身体保持温暖并发散热量，**若能同时进行有氧训练，增加肌肉量，便可提高基础代谢率，有效改善体内虚寒的状况，进而能增强身体的免疫力、远离疾病。

名医这样说：
断糖可使副交感神经正常运作，让我们远离失眠、畏寒。

不节食、不挨饿，3天找回曲线

铃木绘美女士·35岁·家庭主妇

　　"断糖"二字，听起来似乎意味着很多食物都不能吃，但实际上除了米饭、面包等含糖食物外，其余均可吃，因此不需要辛苦地饿肚子。此外，由于我平时缺乏运动，原本担心自己会跑不动，没想到体验了慢跑后，我竟感觉出乎意料地轻松。现在，我向大家分享我的3天断糖计划，相信我，这计划绝对比你想象的更容易做到。

第一天 早餐前健走10分钟、慢跑20分钟，再健走10分钟。运动结束后，吃沙拉和无糖面包。午餐吃沙拉和烧肉，餐后进行60分钟的岩盘浴。晚餐则吃火锅，餐后休息约1小时，然后做10次深蹲和20次仰卧起坐。

第二天 早上的运动与第一天相同，午餐吃沙拉和火锅，晚餐吃沙拉及加了无糖面的火锅，餐后再健走40分钟。

第三天 早餐吃无糖奶酪汉堡，午餐吃沙拉和无糖面包，餐后健走30分钟。晚餐则吃沙拉、烤鱿鱼、烤牛舌和盐烤鲭鱼。

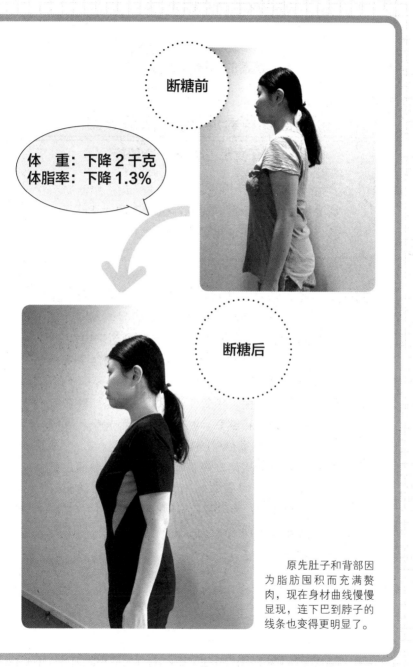

断糖前

体　重：下降 2 千克
体脂率：下降 1.3%

断糖后

原先肚子和背部因为脂肪囤积而充满赘肉，现在身材曲线慢慢显现，连下巴到脖子的线条也变得更明显了。

断糖搭配有氧运动，3天瘦一圈

市川景子女士·43岁·上班族

从没想过断糖3天就能轻松减重，真的让我吓了一跳。为此，我也要在这里与大家分享我的3天断糖计划。

第一天 早餐吃沙拉，午餐吃关东煮（鸡蛋、卷心菜卷）、无糖面包、海藻沙拉，晚餐吃鸡肉沙拉和无糖面包。至于运动，我在晚餐结束约1小时后做仰卧起坐和深蹲各5分钟，再到健身房做45分钟的有氧体操。

第二天 早餐吃无糖面，午餐吃无糖奶酪汉堡，晚餐吃涮猪肉沙拉和纳豆。晚餐后做仰卧起坐和深蹲各5分钟，接着做60分钟的有氧体操。

第三天 早餐吃无糖酸奶，午餐吃橄榄油炒无糖面、酸菜和鸡蛋，晚餐吃嫩煎鸡排和鲜虾牛油果沙拉。运动则改为早餐后做仰卧起坐5分钟，结束后再做60分钟的有氧体操。

断糖前

体　重：下降 2.5 千克
体脂率：下降 2%

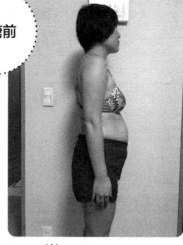

断糖后

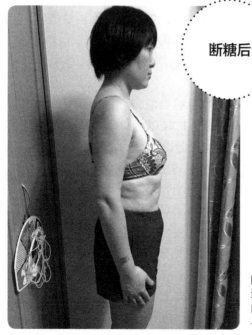

之前腹部因脂肪囤积看起来非常松垮，现在腹部则完全凹下去了，明显瘦了一圈。

大啖美食，3周瘦10千克

本多友里惠小姐·意式餐厅老板

"实行断糖减肥法后，不仅可以继续享用美食，还能照常喝酒。"我一开始听到这句话时也并不相信，不过当我亲身尝试后，我敢大声地说："断糖减肥法是一种让人乐在其中的奢侈减肥法。"

早餐吃水煮蛋或欧姆蛋，搭配炒香菇或奶酪；午餐吃加了豆腐、猪肉、豆芽菜、香菇的火锅；晚餐吃烤鱼、生鱼片、盐渍鲑鱼子、调味腌乌贼等下酒菜，配威士忌苏打或烧酒。以上就是我断糖3周的饮食情况，是不是吃得很丰盛呢？

此外，我每天都会用哑铃做肌力训练，还会慢跑30分钟；每周也会去健身房1次，做肌力训练或有氧运动。虽然运动量不大，但结合断糖饮食，减肥效果显著。

如果真的要说实行断糖减肥法后最令我痛苦的一件事，应该就是不能吃水果吧！不过，想吃水果的欲望只出现在刚开始断糖时，之后我很快就能适应没有水果的日子了。诚如西胁医生所言，我认为速战速决是最好的断糖方法。只要忍耐3天，一定会成功。

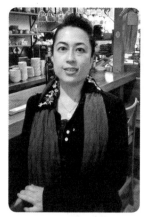

通过断糖饮食，确实消除了脂肪，重获了健康与好身材。

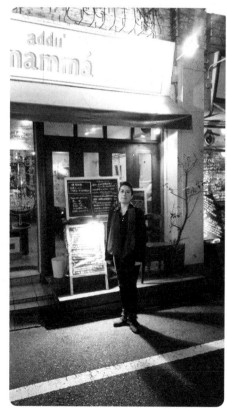

本多友里惠小姐为期3周的断糖饮食，让身高160厘米的她，从体重62.8千克降至51.4千克，瘦了超过11千克。她的体脂率更是从34％降至22％。

名医的断糖经验谈 1

3个月瘦17千克，体脂率仅8%

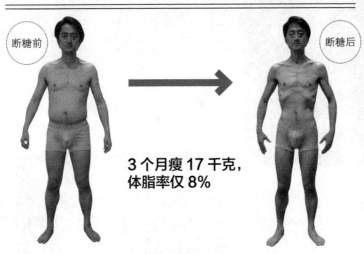

断糖前 → 断糖后

**3 个月瘦 17 千克，
体脂率仅 8%**

　　我从2009年7月开始正式进行断糖饮食和有氧训练，并在短短3个月内让原本患有代谢综合征的自己，拥有了身高172厘米、体重58千克、体脂率8%的身材。当时我只是抱着试试看的心态，希望体脂率能降至10%以下。结果成效惊人，我瘦了17千克。后来，我认为自己太瘦了，于是3个月后重新调整了饮食内容与运动次数，让身体维持在体重65千克、体脂率15%的状态。

　　在为期 3 个月的减肥过程中，每天我只摄取 5 克糖，并晨跑。虽然有一次跑完后我忍不住吃了肥美的烤赤鲑，但隔天早上我立刻增加运动量，多跑了好几圈。至于肌力训练的部分，我觉得肌肉的负荷量比肌力训练的次数更重要，只有当肌肉有酸痛感时，才表示训练已足够。

第2章

对人体而言，
糖具有毒性

食物中的糖比想象中还多

今天的早餐，各位都吃了什么呢？是吐司、沙拉配咖啡，还是米饭、热汤配煎蛋？抑或是目前最流行的号称只喝一杯就能摄取多种营养物质的冷压蔬果汁呢？

虽然上述食物看起来都是低热量、低糖、营养丰富的食物，但事实上这些食物都含有大量的糖。**就连一碗米饭的含糖量都可能有9块方糖之多，相当惊人。**

为了让大家明白我们每天到底吃了多少含糖食物，我整理了常见食物含糖量换算表，并将其放在下一页。请对照表格检查自己是否吃下了太多糖。

大公开！常见食物含糖量换算表

食物名称	每 100 克食物的含糖量（以方糖数量表示）	
米饭	9 块	
吐司	11 块	
乌冬面	5 块	
法国面包	13.5 块	
意大利面	6.5 块	
拉面	7 块	
马铃薯片	12.5 块	
草莓	2 块	
柳橙	2 块	
香蕉	5 块	
卷心菜	1 块	
纳豆	1 块	
老豆腐	1/3 块	
草莓蛋糕	11.5 块	
甜甜圈	15 块	
仙贝	21.5 块	

※1块方糖=4克糖

糖，易使人快速老化

在意身材的人，应该也很关注美容、抗老化等话题吧？正如前一章所言，断糖饮食能恢复肌肤的紧致感与弹性，缓解因年纪增长而引发的肥胖问题，并降低身体年龄、恢复青春活力。反之，若持续摄取大量的糖，则会大幅加快老化速度。

人体老化虽是一种不可抗拒的自然规律，然而其中仍存在许多可操控的变因，这些变因能决定老化的速度与程度。其中，AGEs堪称最凶猛的老化物质。换言之，如果AGEs含量减少，老化速度便可减慢。

想抗老，就别吃太多糖

AGEs是一种由蛋白质和糖加热后形成的老化物质，这种物质会经由两种方式生成并堆积在人体内。

当蛋白质（如肉）和糖（如照烧酱）一起加热时，就会产生大量的AGEs。所以我们吃进体内的照烧肉、寿喜烧等食物，就含有大量AGEs。

　　人体内还会产生内源性AGEs。当摄取了过量的糖导致血液中含有过多糖时，糖就会附着在构成身体细胞或组织的蛋白质上，再经由体温的加热引起糖化现象，进而形成AGEs。

　　然而，无论哪种生成原因，**AGEs都是造成疾病或老化的元凶之一**。断糖，能避免体内产生过多的AGEs。

 名医这样说：
　　AGEs具有毒性，会加快老化速度。

糖摄取过量，易使血压升高

一般认为，高血压的形成与盐摄取过量有关。因此，有不少医生要求高血压患者尽可能减少盐的摄取，吃清淡的饮食。而当实行减盐饮食仍无法控制病情时，患者就必须开始服用降压药。

不过，高血压真的是由盐摄取过量导致的吗？现代人的健康意识增强，从饮食中摄取的盐有逐年减少的趋势，但高血压患者的人数却不减反增。由此可见，造成高血压的原因或许和盐摄取过量无关。

糖使胰岛素大量分泌，进而令血压升高

一旦糖摄取过量，会导致体脂肪增加，进而阻碍肾脏发挥排泄盐的功能。在正常情况下，进入人体的盐可经肾脏过滤后由尿液排出体外，当这一过程无法正常进行时，就会造成高血压。

　　此外，糖摄取过量会导致人体释放大量胰岛素，而胰岛素会让交感神经处于紧张状态，同时也会刺激心脏，造成心跳加快。也就是说，若人体长时间处于胰岛素含量较高的状态，血压自然会居高不下。若你正为高血压烦恼，请立刻断糖。

 名医这样说：
　　想治疗高血压，请先尝试断糖饮食。

血管中的糖过多，易导致动脉硬化

在人们以往的观念中，造成脑卒中或心肌梗死的动脉硬化，是由胆固醇摄取过多所致的。事实上，此说法只说对了一半，正确的说法应是"由附着在血管上的胆固醇过多所致的"。原则上，无论胆固醇值多高，只要胆固醇能够顺畅地通过血管，一般不会造成任何风险。因此，**我们应该避免让胆固醇附着在血管上，而不是只在意胆固醇值的高低。**

使胆固醇附着在血管上的原因之一是糖摄取过多。因为糖可在人体内转化成脂肪囤积起来，既会使体重增加，又会使血糖值升高。此外，血糖值迅速升高也会伤害血管。若三餐都以米饭或面类等含糖量很高的食物为主食，且习惯在下午吃零食，血糖值就会在一天中迅速升高3~4次。而每一次血糖值的升高，都会让血管受伤。

体内的蛋白质不足，将无法修复血管损伤

此外，未完全了解情况就采用低胆固醇饮食法的做法，存在极大的问题。有些人会以肉类和鸡蛋等食物中的胆固醇含量过高为由，极力减少对此类食物的摄取，然而蛋白质是构成血管的原料，蛋白质一旦不足，人体就无法制造与修复血管，那么原先已被糖破坏的血管壁将永远受损。

因此，**断糖并积极摄取蛋白质是预防动脉硬化的正确方式**，而断糖饮食正是以充足的蛋白质来取代糖的饮食方式，所以断糖饮食可预防动脉硬化。

 名医这样说：
断糖后请多吃富含蛋白质的食物，可预防动脉硬化。

33

不但成功瘦身，身体年龄也降到27岁

　　请相信我，断糖并没有你想象的那样困难。除了严禁摄取米饭、面包等含糖食物，其余如鸡胸肉、猪里脊肉，以及脂肪较少的鱼类，如青背鱼或贝类等皆能尽情食用。至于用餐次数，**则要改成一天吃四餐。以少量多餐的方式控制每天的饮食**，较不容易因饿过头而忍不住吃零食，也能有效控制每一餐的进食量。虽然建议大家少喝酒，但实际上我还是会小酌一番，连肌力训练后我也照样喝马天尼（一种鸡尾酒），不过，我会将橄榄去除。

蛋白质结合肌力训练，成功让身体变年轻

　　体重逐渐减轻后，以往的衣服越来越宽松，我也开始买小一号的衣服。能重新穿回学生时期尺寸的衣服，让我感觉心理年龄都变小了。事实上，我的身体年龄确实变小了。那时候的我 47 岁，但断糖后，我的身体年龄竟然只有 27 岁。

　　虽然身体年龄的大小主要取决于基础代谢率的高低，但也受身体肌肉量的影响。**增加肌肉量，可以降低身体年龄**。此外，我建议除了进行肌力训练外，还要积极摄取蛋白质，帮助增加肌肉。

第 3 章

最有效的 3 天断糖减肥法，增肌又减脂

想减肥，请先断糖 3 天

断糖减肥法第一步，就是彻底地断糖3天。

为什么一定要用"3"这个数字呢？因为人体的循环运作大多以"3"为基准。例如：今天吃进的糖，会在3天后成为脂肪，而人类养成某种习惯也大约需要3周。因此，只要熬过3天，就能持续断糖3周、3个月、3年，甚至一辈子。只要从今天起实行断糖饮食，3天后就能感受到显著的成效，而且只要在这3天内减掉0.5千克，就算成功了。

另外，想戒除尼古丁或酒精等也需要熬过3天，想借由断糖改善由糖中毒带来的不适症状也需要熬过大约3天。"3天"是一段明确的时间。**换言之，撑过前3天，之后实行的断糖饮食就一定会成功。**

以"3"为目标，成功克服困难

话虽如此，但对原本每天三餐都吃糖的人来说，一时之间要完全断糖绝对不是一件轻松的事。

或许你会认为：**"慢慢断糖应该更容易达成目标且能够长久坚持吧！"** 但正如前文所述，糖是一种成瘾性物质。想远离糖，最重要的就是把握好前3天。

因此，若各位下定决心要变瘦，且再也不想复胖，请务必遵循我的方法，努力完成为期3天的断糖计划，让断糖成为一生的健康法则。

 名医这样说：

只要断糖3天，就能轻松开始断糖生活。

唯有断糖，体脂率才会下降

在信息爆炸、信息快速流通的现代社会，各种有效或无效的减肥信息充斥在生活中，人们关注的减肥法也五花八门，比如香蕉减肥法、苹果减肥法、卷心菜减肥法等。如此多的减肥法，让大家不知该如何选择。

于是，大多数人最终还是采用了最简单、最方便又能减少热量的节食减肥法。人们也始终相信，只要通过少吃来控制热量的摄取，人就会变瘦。然而，这种减肥法绝不可能长时间顺利实行，因为当肚子非常饿时，人们难免会开始暴饮暴食，就算体重真的减轻了，不久后身体又会复胖，甚至变得比之前更胖。

真正的减肥，不是减轻体重，而是减少脂肪。只要体脂率降低，体重自然会下降。这才是正确的健康瘦身之道。

真正不挨饿的减肥法

断糖减肥法和其他减肥法最大的不同在于，断糖减肥法完全不限制热量，只要断糖（将糖的摄入量减至接近零的程度）即可，至于其余无糖食物，吃再多也没关系。肌肉量增加后，身体的基础代谢率会提高，体质也会变成易瘦体质。因此，我们可以大量摄取蛋白质。无论是吃牛排还是吃烧肉，如果能避免使用含糖的调味料，那在尽情享用美食的同时也能减重。

无须忍受空腹的痛苦，就算吃饱了，体重也能减轻。这就是断糖减肥法最大的优势与魅力。

名医这样说：

除了米饭、面包等含糖食物，其他食物均可食用，无须特别忌口。

多摄取优质蛋白质，增肌又减脂

实行断糖减肥法只需彻底断糖，其余如富含优质蛋白质的鱼类和肉类，想吃多少就可吃多少。然而，在许多人的观念中，吃肉是造成身体肥胖的元凶。

节食减肥法强调的是减少热量的摄取，而非增加热量的消耗，也就是说，这种减肥法建立在"预防肥胖"的概念上。因此，在此前提下，必须严格限制对脂肪或蛋白质等热量相对较高的食物的摄取，而热量较低的含糖食物，如蔬菜、水果等，就变成了既受欢迎又能尽情享用的食物。

但是，若只限制热量的摄取而不考虑实际营养与效果，不仅会导致糖的摄取量增加，还会导致脂肪增加，甚至连人体必需的蛋白质或脂肪等营养素都会不足，严重影响健康。

多摄取蛋白质，打造易瘦体质

　　断糖减肥法强调的是多摄取蛋白质，在增加肌肉量的同时提高基础代谢率，让身体变成易瘦体质。换句话说，**是积极地消除脂肪，而非消极地预防脂肪形成。**

　　虽然断糖后，一开始你可能会感到很难受，但你却能尽情享用肉类，且不用担心其会变成脂肪堆积在体内。无须饿肚子又能减重，我认为再也没有比断糖减肥法更符合我们心意的减肥方式了。

 名医这样说：
　　断糖减肥法能真正消除脂肪，达到减重目的。

开始瘦身前，请先设定目标体脂率

想利用断糖减肥法瘦身，那就一定要使自己的目标更明确。因此，不妨为自己设定一个目标体脂率。一旦有了目标，我们就会知道自己应该努力多少，是该再努力些，还是已经努力过头了。这样做，可以使我们在减肥期间保持身心平衡。

由于断糖减肥法的目的不是减轻体重，而是减少脂肪，因此设定目标时请以体脂率而非体重为标准。至于理想的体脂率，成年人体脂率的正常范围分别为女性20%～22%，男性15%～16%。

此外，测量体脂率时，请在每天的同一时间以相同的条件进行测量。因为体脂率的高低会受到体内水分含量的影响，所以请尽量在相同条件下测量，以避免误差过大。

目标是减少脂肪，而非减轻体重

各位可别小看1千克的脂肪，将其拿在手上也相当有分量。各位应该明白，想减去1千克的脂肪要花不少时间，然而，只要实行断糖减肥法，体脂率就会轻松地慢慢下降。

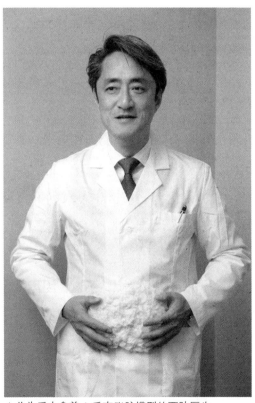

▲此为手中拿着 1 千克脂肪模型的西胁医生

比起计算热量，断糖更能减脂

实行断糖减肥法时，请千万不要计算热量，我希望各位多注意糖的摄取量，尽可能将其降至零。

此外，虽然可大量摄取蛋白质，但仍需避免食用过多动物性脂肪。

因此，我推荐的肉类包括鸡胸肉和猪里脊肉等。另外，在选择牛肉时，请选择脂肪少的牛肉，或新西兰、澳大利亚产的草饲牛的肉。因为一般的牛多以谷物为饲料，这种牛身上的瘦肉也含有约40%的脂肪；然而，吃牧草长大的牛，其脂肪含量相对较低。

鸡蛋也是优质的蛋白质来源，**不过，因蛋黄含有丰富的脂肪，所以若我们以减脂为目的，就要尽量避免食用蛋黄。**另外，若想在短时间内变瘦，在选择鱼肉时最好尽量避开脂肪含量较高的青背鱼。

控制热量易使身体挨饿，还会消耗肌肉量

在此我要重申：节食减肥法暗藏许多可怕的陷阱，请大家不要轻易尝试。

其一，饮食时只考虑减少热量，不吃热量高的肉类（含蛋白质），反而更容易摄取过多热量低含糖量却高的食物，如此，不仅会导致脂肪增加，连身体必需的蛋白质等营养素也将短缺，危害健康。其二，为减少热量，节食减肥法也提倡减少食量，但若长期处于饥饿状态，身体会以肌肉补足短缺的热量，导致肌肉量降低、基础代谢率下降。如此一来，只要恢复了正常饮食，身体就会立刻复胖，甚至比之前更胖。

 名医这样说：
只计算热量，容易吃进过多的含糖食物。

肌肉出现酸痛感，代表肌力开始增加

断糖和增肌减脂，是断糖减肥法的两大核心，而最有效的增肌法，就是肌力训练。

肌力训练的重点，是训练必须做到肌肉酸痛的程度。当肌肉出现酸痛感时，表示肌肉纤维已稍微断裂，但各位无须担心，**因为肌肉能自行修复，甚至可在修复过程中增加肌肉量。**换句话说，若负荷量不够，无法造成肌肉酸痛，那所做的肌力训练便是无效的。

也唯有经历了肌肉的修复过程，我们才能增肌，因此，好好休息非常重要。为此，在3天断糖计划中，请在第一天做肌力训练，其余2天休息，这样才能让肌肉休息与复原。切记，不能每天进行肌力训练，中间一定要适度休息，避免造成运动伤害。

徒手进行肌力训练，也能增加肌肉量

一般认为要到健身房或使用健身器材做肌力训练才有效，其实不尽然。例如深蹲和仰卧起坐，其实也都属于肌力训练。此外，举哑铃也是不错的方式。若家中没有哑铃，也可用塞有重物的手提包取代哑铃。手持哑铃或手提包慢慢向上举起并伸直，再缓缓放下，重复数次即可。

我建议的肌力训练内容包括：深蹲10次、仰卧起坐20次、举哑铃至身体无法负荷为止。负荷量依个人的肌肉量而异，请重复训练至肌肉酸痛为止。如此，就能通过肌力训练增强减肥效果。

 名医这样说：
两天做一次肌力训练，瘦身效果最好。

有氧运动持续 20 分钟才能燃脂

　　除了肌力训练，有氧运动也是实行断糖减肥法过程中的必做项目之一。

　　运动通常可分为有氧运动和无氧运动。无氧运动是指短跑这类需强大爆发力的运动。由于无氧运动时氧气的摄取量非常小，因此一般只能运动一段时间而已。相较于此，有氧运动是身体在氧气充分供应的情况下进行的运动。因有氧运动时氧气的摄取量较大，所以可减轻肌肉的负担，身体便可通过燃烧体内的脂肪来消耗热量。然而，有氧运动唯有持续20分钟以上，才会开始燃烧血液中的脂肪，这时的有氧运动才是有效的燃脂运动。**20分钟以下的有氧运动，燃烧的是皮下脂肪和内脏脂肪，无益于燃脂。**

　　代表性的有氧运动包括：慢跑、骑自行车、有氧舞蹈、骑室内健身车、游泳等，我个人则推荐无须借助任何器械，只要有一双运动鞋即可的慢跑。

每天慢跑，"消脂"最有效

慢跑虽简单，但只有正确地跑，才能燃烧脂肪。开始慢跑前，请先伸展全身，让身体准备进入运动状态，避免受伤。然后，以健走（快走）的方式，热身10分钟。健走时，可使用心跳测量器等监测心率，尽量使心率维持在每分钟90次左右。

当感到心跳稍微加快时，就可开始慢跑。要慢跑20分钟以上，30～40分钟则更理想。最好跑到略出汗但不至于喘不上气的程度。跑完后，再用一开始的速度健走10分钟，以此作为缓和运动。按以上方法循序渐进地进行有氧运动，即可有效燃脂。

 名医这样说：

断糖结合慢跑，可有效增强瘦身效果。

特级初榨橄榄油不易氧化，是烹饪首选

在传统的减肥法中，脂肪一向被视为肥胖的元凶、不好的物质。

然而，脂类是构成细胞膜的不可或缺的成分。如果完全不食用脂肪，将会对健康造成严重危害。尤其对年过40岁、雌激素逐渐减少的女性而言，若想维持身体健康，摄取脂肪是必要的手段，但请记得摄取优质的脂肪。但什么样的脂肪才是优质的脂肪呢？

亚麻籽油加热后易氧化，建议使用特级初榨橄榄油

从烹饪角度说，特级初榨橄榄油（extra virgin olive oil）是最适合在烹饪时使用的食用油。因为一般的橄榄油，就好比日本料理中的二次高汤、三次高汤，是类似残渣的存留物。因此，第一道榨出的橄榄油，才是真正健康的橄榄油。

而橄榄油的另一个优点，是**不易氧化。这一优点使其在烹饪过程中产生的活性氧较少，对健康有益。**相反，色拉油较易氧化，所以为了自己与家人的健康着想，请尽可能避免使用色拉油。此外，亚麻籽油虽也是不易氧化的油，但其缺点是无法加热使用，其加热后会产生对人体有害的物质。

容我再次强调，减肥的敌人不是脂肪，而是糖。想要成功减肥，请彻底断糖，而非持续减少脂肪的摄取。节食减肥法虽然能暂时减轻体重，但只要恢复了正常饮食，身体就会复胖。反观断糖减肥法，不但可减少脂肪，还能增加肌肉量，进而可提高基础代谢率，使身体不易复胖。

名医这样说：
烹饪时建议使用特级初榨橄榄油，有益健康。

每天的糖摄取量，请以 10 克为限

虽然实行断糖减肥法后的最理想的状态，是糖的摄取量为零，但在现实生活中，要完全将糖的摄取量减至零极为困难。那么，退而求其次，一天最多可摄取多少糖呢？

若依照我推荐的3天断糖计划，请将一天的糖摄取量请控制在10克以内。当然，若能减至5克以内，更为理想。

你可能会问，每天限糖在10克以内后，我还能吃米饭、面包等含糖食物吗？在此告诉各位：1碗米饭（150克）的含糖量约为54克；6片装的吐司，每片（60克）的含糖量也约为26.4克。由此可知，为何实行断糖减肥法时不能吃米饭、面包了。

按断糖食谱用餐，也能吃得丰盛又满足

实行断糖减肥法后，每餐到底该吃什么呢？或者说可以吃什么呢？

　　为回答各位提出的类似问题，我将在本书的第4章公开我个人独创的3天断糖食谱。食谱涉及9餐，每一餐都是我亲自设计的。借由这套断糖食谱，你不仅能断糖，还能享受美味的食物。

　　只要按照这份示范食谱用餐，绝对能将每天的糖摄取量控制在10克以内，在享受美食的同时也可轻松断糖。

 名医这样说：
善用断糖食谱控制糖的摄取量。

少量多餐，避免因饥饿而暴饮暴食

我想大部分人每天都会吃早、中、晚三餐，甚至有不少人从小就被灌输"三餐均衡饮食，有益身体健康"的观念吧！

为什么是三餐呢？想必大家没有仔细思考过这个问题。三餐，或许跟前文中我提过的人体逢"3"的理论有关联。但若从实际角度出发，一天吃三餐其实没什么特殊意义。因为**一天吃几餐，纯粹反映了一个人的消化能力而已。**

长期吃很少，无益于瘦身，反而伤身

若你可以一口气吃完能满足你全天营养需求的食物，并能充分消化，那么，你即使一天只吃一餐也无所谓。然而，一般人多半不可能有这样的消化能力。从大多数人的消化能力来看，一天进食三餐较合理。但我的建议是，无须拘泥于三餐，而要少量多餐，即每天吃五餐或六餐，避免因饥饿而暴饮暴食。

此外，特别提醒各位，**不要认为只要减少每天的用餐次数就能减少食量并达到减肥效果。**这样的想法所产生的结果与节食减肥法无异，即便能在短时间内瘦下来，也可能迅速复胖。

再次强调，即使采用节食减肥法减少食量，也无法长期维持苗条身材。若想减肥成功，就要实践少量多餐的断糖减肥法。

 名医这样说：
　　单纯减少用餐次数反而容易复胖。

每天要吃 30 种食物，是毫无根据的说法

你是否听过"为了身体健康，每天要均衡摄取30种食物"的说法呢？说不定已有不少人将其奉为每日饮食的圭臬了吧？

也正因如此，或许有人会担心："一旦开始以蛋白质为主食的断糖生活，营养是否会不均衡呢？"

各位无须担心，让我们先分析一下"每天要均衡摄取30种食物"这一说法受到推崇的原因。原因很简单，人们认为摄取的食物越多元，可补足的营养就越多。但"多元"即存在一个风险：可能吃进对身体有害的成分。**若只求多元而不选择好坏，即使吃再多食物也无益于健康，甚至会危害身体。**

吃多不如吃巧，食材选择很重要

回想我小时候，餐桌上很少摆出多于10种的食物。然而

过了数十年，在人们开始认为摄取的食物越多元，可补足的营养就越多后，我们反而进入了一个充满文明病和代谢综合征的社会。换言之，"为了身体健康，每天要均衡摄取30种食物"的说法，毫无根据。

在断糖生活中，虽然可食用的食材很简单，但我们能确保摄取的这些食材对健康有益。此外，为了充分摄取维生素和其他必要的营养素，我建议适时更换断糖食材。例如：不能光吃猪肉，偶尔也要改吃牛肉或鸡肉，这样断糖减肥的效果会更好。

 名医这样说：
适时更换食材，让断糖饮食更丰富。

戒米饭、面包，以蛋白质为主食

不吃米饭或面包等主食的断糖减肥法，或许会让你觉得是天方夜谭。因为我们早已习惯将食物分为主食和副食（配菜）两种。

然而，事实上只有亚洲国家才会将食物分为主食和副食。

举例而言，在意大利餐厅或法国餐厅用餐时，菜单上会写主食吗？一般只写有前菜、主菜、配菜、汤品和沙拉吧？因为在意大利和法国等西方国家，意大利面或面包并不是主食，只是一道配菜。也就是说，除了亚洲国家，其他国家并没有主食这种食物。

也正因为这个"主"字，让大家误以为米饭、面包等含糖食物在饮食中是必须存在的。

优质的蛋白质，才是最好的主食

因此，要舍弃"主食是米饭、面包等含糖食物"的观念。

在断糖生活中，蛋白质才是主食。因此，在设计断糖食谱时，只要思考要以哪一种富含蛋白质的食物作为其中一餐的主要热量来源即可。是吃嫩煎猪肉、涮牛肉或烤羊肉，还是吃盐烤秋刀鱼？换句话说，只要以蛋白质为主食，就能顺利进行断糖生活。

一定要将"主食是米饭、面包等含糖食物"的想法，彻底转变为"主食是蛋白质"。只有这样，才能真正过上断糖生活。

 名医这样说：
烤鱼、煎猪肉可作为主食，营养又健康。

多吃新鲜的瘦肉，断糖效果加倍

断糖饮食的主食材是动物性蛋白质。充分摄取动物性蛋白质可增加肌肉量，进而提高基础代谢率，打造出不易发胖的体质。因此，在3天断糖计划中，请尽量摄取动物性蛋白质。

那么，富含动物性蛋白质的食材有哪些呢？除了鸡蛋外，还有肉类、鱼类等，肉类包括牛肉、猪肉、鸡肉、羊肉等，鱼类则包括比目鱼等白肉鱼和金枪鱼等红肉鱼。此外，虾或螃蟹等甲壳类，蛤或蚬等贝类，鲑鱼卵或海胆卵等鱼卵类，皆是适合断糖饮食的食材。

肉类含有人体所需的脂肪酸和必需氨基酸。然而，我们不一定非得从肉类中摄取人体所需的脂肪酸，因为人体也可自行合成。也就是说，我们真正要摄取的是肉类中所含的必需氨基酸。

挑选肉品时，请选择新鲜的瘦肉

要吃哪种肉才能有效摄取必需氨基酸呢？答案是瘦肉。因此，以牛肉而言，腿肉或里脊肉会比沙朗牛排好；以猪肉而言，比起五花肉，里脊肉或腰内肉等脂肪较少的肉会更好。

选择瘦牛肉时，若能购买以牧草而非谷物饲育的草饲牛的肉，就更理想了。至于高级的霜降牛肉，因其脂肪含量高，且蛋白质含量远不及一般瘦肉，所以从断糖饮食的角度来说毫无益处，请勿选用。

 名医这样说：
　　建议选择草饲牛的瘦肉，这种肉的蛋白质含量较高。

每天的蛋白质摄取量约为 90 克

实行断糖饮食，除了必须减少糖的摄取，还要积极摄取蛋白质，这样才能达成增加肌肉量、提高基础代谢率、打造易瘦体质的目标。

不过，所谓的"积极摄取"到底是摄取多少呢？

以一般成人为例，成人一天需摄取90克蛋白质。然而，若想摄取90克蛋白质，一天需食用约350克肉类或鱼类。因为肉类或鱼类中除了蛋白质，还有水分、食物纤维等其他成分，因此要想获得足量的蛋白质，就要吃足量的肉类或鱼类。一天吃350克肉类或鱼类听起来好像吃得很多，但只要按早上100克、中午100克、晚上150克分批食用，就不用担心吃不下或觉得有些腻了。

此外，鸡蛋或豆腐等也是优质的蛋白质来源。**如果无法三餐都吃肉，也可选择早餐吃三明治（含鸡蛋）、午餐吃涮涮锅（含豆腐）、晚餐吃牛排（含肉类）**，以这种方式同样能充分摄取蛋白质。事实上，一旦开始断糖，我们自然会摄取大量的蛋白质，否则会感到相当饥饿。

除了鱼、肉，鸡蛋和豆腐也是很好的蛋白质来源

当然，如果你可以吃下更多，即一天吃下超过350克的肉类或鱼类也没有问题。因为当饮食以蛋白质为主时，一旦我们产生了饱足感，就不会有继续进食的欲望，也不会造成进食过量。

 名医这样说：
　　多摄取鱼、肉、鸡蛋或豆腐等，以充分摄取蛋白质。

食用蔬菜时，请以叶菜类为主

我相信在各位读者中，一定有很多人认为吃蔬菜对健康很有益。的确，蔬菜有其优点。通过食用蔬菜，一是可摄取对健康有益的各种维生素，二是可摄取膳食纤维，促进肠道发挥消化和吸收功能。

但最大的问题是，部分蔬菜也含有大量的糖，如地瓜、胡萝卜、白萝卜等，这些根茎类蔬菜虽然营养丰富，但含糖量极高。因此，实行断糖减肥法时，必须尽量避免食用此类蔬菜，改为食用叶菜类蔬菜。

然而，白菜、小白菜、青江菜等叶菜类蔬菜的茎部，含糖量也较高，因此我们只能食用其绿色的叶子，避免食用其含糖量较高的菜梗。至于西蓝花或花椰菜，食用时要去掉其粗梗，只食用其前端的部分。

膳食纤维不足时，可以海带、菇类补充

实行断糖饮食时，摄取的蔬菜量不能多，且必须注意哪些蔬菜可吃，哪些不可吃，千万不要被既定的观念束缚从而吃下过多含糖量极高的蔬菜。

此外，人们认为的对减肥有帮助的卷心菜或番茄，其实含糖量也极高，实行断糖饮食时必须少吃这两种蔬菜。相反，**实际含糖量比想象中要低的蔬菜有牛油果、花椰菜和豆芽菜等。菠菜、小油菜、韭菜的绿叶部分和香草类蔬菜的含糖量也很低，可放心食用。**

此外，无法靠食用蔬菜补足的膳食纤维，建议可从裙带菜、海带等海藻类或鸿禧菇、灰树花等菇类中摄取。

名医这样说：

食用叶菜类蔬菜时，建议只吃叶，不吃粗梗，以避免摄取过多的糖。

食用水果，易上瘾且会改变体质

　　除了蔬菜，是否也有许多人认为吃水果对健康很有益呢？甚至有许多正在减肥的人常以水果代替早餐，或是三餐都以蔬果汁来补充营养。

　　其实，水果中含有大量糖，且含量相当惊人。例如：1根香蕉含有约21.4克糖，1个橘子含有约8.8克糖，10个草莓含有约10.4克糖。**因此，实行断糖饮食期间，请勿摄取任何水果。**

　　不仅如此，正如前文所述，虚寒体质也是肥胖的元凶，而大部分的水果都会使体质变得虚寒。也就是说，水果并不适合用来减肥，大量食用水果的下场只会是越减越肥。

水果含有大量糖，多吃易上瘾

事实上，喜欢吃水果的人和习惯以米饭、面包等含糖食物为主食的人一样，都存在糖中毒的情况。水果中含有的大量糖会让人如同中毒般喜欢吃水果，无法自拔且越陷越深。因此，戒水果的方法与戒米饭、面包等含糖食物的方法类似，只有一次性戒除，才能真正摆脱糖中毒。

换言之，为了健康与身材，建议立刻停止食用水果，以减少糖的摄取。

 名医这样说：
吃太多水果，身体会变得虚寒，导致越减越肥。

适量补充维生素 C，提高免疫力

由于断糖饮食法是以富含动物性蛋白质的新鲜的鱼、肉等为主食，并禁食含糖量高的水果，且食用的蔬菜也只能是含糖量低的叶菜类，所以在断糖期间，一定会面临维生素C摄取不足的问题。

维生素C具有强大的抗氧化作用，能有效击退致病元凶——活性氧，同时也在提高免疫力、合成胶原蛋白等方面发挥不可或缺的作用。

因此，在断糖期间，需要通过摄取食物以外的产品来补充维生素C。我的建议是食用富含维生素C的营养补充剂，以增强免疫力。

不过，要注意选择营养补充剂的方法。**挑选时，要选择质量有保证的产品**。然而，市售的营养补充剂五花八门，普通人很难判断哪种营养补充剂适合自己，因此，购买前应向医生或药师咨询，确认营养补充剂的成分。

请慎选营养补充剂

原则上，我建议不要挑选太便宜的营养补充剂。因为制造一罐优质的营养补充剂确实需要花费一定的成本，依照常理判断，好的营养补充剂不太可能以过低的价钱出售，所以购买时请慎选。

 名医这样说：
挑选营养补充剂时，建议确认成分后再购买。

调味料也含糖，请先确认成分再食用

虽然说新鲜的鱼、肉本身就很美味，但若没有经过调味，应该也很难入口吧？为了使味道丰富多元，建议可从调味方面着手。因此，烹饪鱼、肉时，调味料不可或缺。

但要注意，我们平常惯用的调味料中，其实也含有大量糖。

以柑橘醋为例。断糖时虽然适合食用涮涮锅，但食用涮涮锅时的常用调味料——柑橘醋是不可食用的。柑橘醋虽然名中含有"醋"字，但其中并未添加醋酸，它是用蜜橘汁制成的。因此，我在吃涮涮锅时仅使用盐和胡椒粉调味。

常见的米醋也含有糖。我建议以酒醋或红醋代替米醋使用。选购酱油时，也必须先确认成分，要选择未添加焦糖色素的产品。选购食用油时，则建议选购特级初榨橄榄油。

以不含糖的天然甜味剂取代砂糖

至于砂糖，在断糖期间必须禁食。若你无论如何都想吃点甜味，那么请选择天然甜味剂。

蛋黄酱、日式面酱或蘸酱等也含有糖，使用调味料前请务必确认成分。换句话说，除了慎选食材，也要慎选调味料，这样才不会让自己努力断糖的成果功亏一篑。

 名医这样说：

烹饪时，可用盐、胡椒粉调味，少用含糖酱汁。

断糖时，请配合肌力训练及有氧运动

现在，即将实行断糖减肥法，希望你遵守以下原则。

【断糖减肥法的三大原则】

1. 禁止摄取糖。

2.一周进行两次肌力训练。

3.每天进行有氧运动。

第一点是断糖减肥法的核心。无论何时，都请尽可能将糖的摄取量减至零。至于第二点，原则上是一周进行两次肌力训练，不过在为期3天的断糖计划中，请在第一天就先进行肌力训练，因为每做完一次肌力训练就必须休息两天。

肌力训练属于高强度的运动，只有做到肌肉酸痛的程度，才能有效增加肌肉量。因此，可增加肌力训练的负荷量，使肌肉纤维稍微断裂，之后通过肌肉纤维再生的过程增加肌肉量。**至于训练内容，我建议以深蹲或仰卧起坐为主。**

另外，也可将塞有重物的手提包当作哑铃使用。

第三点是每天进行有氧运动，目的是积极消脂。建议一开始先健走10分钟，再慢跑20分钟以上（若身体条件允许，最好慢跑30～40分钟），最后再以一开始的走路速度健走10分钟。

只要遵守以上三大原则，相信大家一定能成功减脂并恢复好身材。

名医这样说：

要想减肥，请同时进行断糖、肌力训练和有氧运动，缺一不可。

以温开水取代茶饮，提高消化能力

断糖的重点之一就是大量摄取蛋白质，但蛋白质含量丰富的食物大部分不易被人体消化，因此，拥有良好的肠胃消化能力是断糖减肥法成功的关键之一。若肠胃消化能力差，人体便无法充分吸收营养，甚至可能出现腹泻等症状。

依体质选择不同温度的饮用水

饮用温开水是提高消化能力的最天然、最简单的方法。若想饮用温开水，只要将自来水烧开，放凉后再饮用即可。

不过，我建议可结合个人的身体状况或体质调整饮用水的温度，例如：**身体燥热的人，不妨喝温开水；身体寒冷的人，则可多喝热水。**

如果饮用的是纯开水，那么一天的饮用量并无限制。但注意，**绝不能以茶饮取代温开水，因为茶有利尿作用，且无益于水分补给，甚至会加速水分流失。**

第4章

绝不挨饿！
3天断糖食谱大公开

名医独创！最有效的 3 天断糖计划

现在，终于要开始实行3天断糖计划了。为了达到成功减肥的目的，请务必填写本书附录中的"断糖饮食记录表"，并将记录表贴在随时都能看见的地方。用记录表来监督并激励自己，以努力完成3天的断糖生活。

另外，在断糖饮食中要积极摄取动物性蛋白质，以免过度饥饿。同时，借助每天的慢跑和3天一次的肌力训练增加肌肉量，以提高基础代谢率，进而获得健康的身体。

下页是我规划的"3天断糖计划表"：①为有氧运动搭配肌力训练的组合计划表，②为纯有氧运动的计划表。断糖第一天，请参照计划表①进行；第二天和第三天，请参照计划表②进行。**3天后，请继续参照这两份计划表训练，每3天为1个周期，将有氧运动和肌力训练融入断糖生活中。**

3 天断糖计划表 ❶	3 天断糖计划表 ❷
有氧运动 + 肌力训练	**有氧运动**
[5:30]	[6:00]
起床、测量体重和体脂率	起床、测量体重和体脂率
[6:00]	[6:30]
做伸展操 ▶ 健走 ▶ 慢跑	吃早餐
[7:00]	[7:00]
回家淋浴	出门上班
[7:30]	[12:00]
吃早餐	吃午餐
[8:30]	[17:00]
出门上班	回家
[12:00]	[17:30]
吃午餐	做伸展操 ▶ 健走 ▶ 慢跑
[19:00]	[19:00]
晚餐前进行肌力训练	吃晚餐
[20:00]	[20:00]
吃晚餐	洗澡
[21:00]	[22:00]
洗澡	就寝
[22:00]	
就寝	

注：时间可依个人日常作息调整，依照顺序进行才是关键。

严格控制糖的摄取，让断糖成习惯

　　断糖饮食是一项能长久实行的生活计划，然而，对于每个阶段的断糖饮食（包括3天、3周、3个月等）来说，其实行的严格程度各不相同。

　　已习惯断糖饮食的人，只需将糖的摄取量控制在10克以内即可，摄取的蛋白质来源则可自由选择。对于刚开始实行3天断糖计划的人来说，**要严格地限制糖的摄取，使糖的摄取量为零；而摄取蛋白质时，则要选择脂肪含量较低的新鲜鱼、肉**，如猪里脊肉等，避免选择脂肪较多的青背鱼，吃鸡蛋时也只吃蛋白部分等。

　　为什么这样要求呢？因为若能在一开始彻底断糖，就能快速消除糖中毒的症状，避免因成败影响断糖的决心。而选择脂肪含量较低的新鲜鱼、肉作为蛋白质的来源，是为了在初期减少脂肪的摄取，通过快速感受体重的改变来强化断糖的意志与动力。

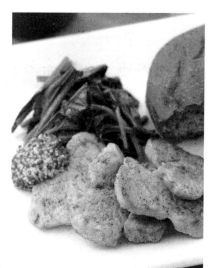

猪肉要选择里脊肉，避免吃脂肪含量较高的五花肉。

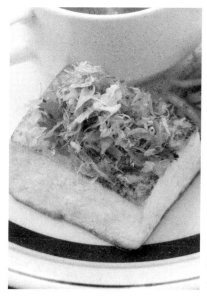

豆腐的含糖量低，是断糖饮食中的理想食物，可代替肉类制作成豆腐汉堡排。

名医的 3 天断糖食谱，首度公开

现在，我要请各位开始实行3天断糖计划了。我猜，应该有许多人对于"这3天到底能吃什么"感到相当疑惑吧。虽然减肥计划只有3天，但大家肯定还是希望能吃到美味的食物的。

因此，为了让各位快乐并顺利地进行断糖生活，我会公开我独创的3天断糖食谱。食谱中的每一道料理都由我精心设计，充分兼顾健康与美味。

接下来，先让我介绍断糖饮食中的万用主食——氨基饭。下页即为氨基饭的做法。当你无论如何都想吃饭时，不妨以氨基饭代替米饭，彻底满足自己想咀嚼米饭的欲望。

氨基饭的做法

氨基饭是以老豆腐为食材做成的类似米饭的食物。建议一次可多做一些，放进冰箱冷冻室保存，需要时直接取出，解冻加热后即可食用。

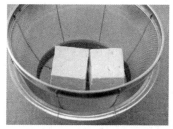

❶ 将滤网放在汤碗上，再放入老豆腐。将老豆腐中的水分初步沥干。

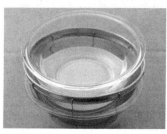

❷ 在老豆腐上方放一个盘子以增加重量。可在盘子上再放书本等重物。重物越重，越能将老豆腐中的水分沥干。图中放的是加了水的汤碗。

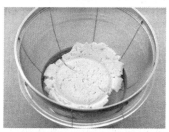

❸ 静置约 30 分钟，使老豆腐中的水分彻底沥干。待老豆腐被压到如图中一样扁平后，即表示水分已沥干。这些从老豆腐中沥出的水中含有大量糖，千万不可食用。

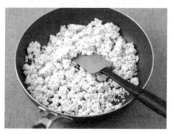

❹ 把压扁的老豆腐放入平底锅中，充分翻炒至干。翻炒时，用锅铲将老豆腐切成细碎的粒，如此可让水分完全蒸发，老豆腐的口感也会更接近米饭。

西式欧姆蛋

材料（1人份）

蛋白	2 个鸡蛋的量	红醋	2 小匙
罗勒（或欧芹）	少许	天然甜味剂	2 小匙
鲜奶	1 大匙	酱油	1 小匙
卡门贝尔奶酪	10 克	番茄酱	1 大匙
黄豆渣粉	1 大匙	西蓝花（花球部分）	30 克
盐	适量	无糖面包	2～3 片
胡椒粉	适量	无糖红茶（或温开水）	适量
橄榄油	适量		

做法

❶ 将蛋白打发成泡沫状的蛋白霜备用。

❷ 将红醋、天然甜味剂、酱油、番茄酱和 2 大匙打发的蛋白霜放入锅中，充分混合并煮沸，做成酱汁。

❸ 用少许橄榄油翻炒西蓝花至熟，并用少许盐和胡椒粉调味。

❹ 将罗勒（或欧芹）切碎。

❺ 将卡门贝尔奶酪上的白霉去除，再切成小丁。

❻ 将剩余的蛋白霜、切碎的罗勒（或欧芹）、鲜奶、黄豆渣粉、少许盐和胡椒粉倒入碗中，充分混合均匀后备用。

❼ 用少许橄榄油热锅，接着慢慢把 ❻ 中的混合物倒入平底锅中，用小火慢慢煎至蛋皮成形；接着，再把切成丁的卡门贝尔奶酪放在蛋皮上，待蛋皮煎熟后，卷成欧姆蛋的形状即可。

❽ 将卷好的欧姆蛋和炒熟的西蓝花盛盘，淋上 ❷ 中做好的酱汁，并搭配无糖面包享用。

❾ 饮品可选择无糖红茶（或温开水）。

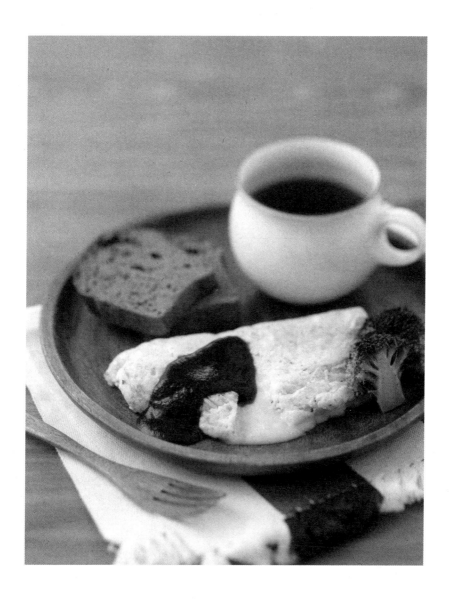

酱烧鸡肉饭

材料（1人份）

氨基饭	2/3 块老豆腐的量	豆芽菜	20 克
鸡胸肉	150 克	红辣椒	20 克
酱油	1.5 小匙	芝麻油	少许
烧酒	1 小匙	红醋	少许
天然甜味剂	1 小匙	盐	少许
灰树花	2 朵	菠菜	适量
山椒粉	少许	柴鱼片	少许

做法

❶ 参照本书中"氨基饭的做法"制作氨基饭。

❷ 用叉子或其他工具在鸡胸肉的表面戳几个小洞。

❸ 用平底锅干煎鸡胸肉，煎时使鸡胸肉的带皮面朝下。煎出油后，先用餐巾纸稍微吸附油脂，再继续干煎。待鸡胸肉下侧的 1/3 变成白色后，翻面用小火将整块鸡胸肉煎熟。接着，将灰树花放入同一个锅中煎熟。

❹ 将 1 小匙酱油和烧酒、天然甜味剂混合均匀，淋入平底锅中。

❺ 将煎熟的鸡胸肉取出，切成方便入口的大小。

❻ 将氨基饭放进便当盒里，摆上鸡胸肉，再撒些山椒粉提味。

❼ 处理菠菜。在沸水中加入盐和菠菜，将菠菜快速烫熟后放入凉水中冷却，沥干水分后，将菠菜切成约 5 厘米长的段，并拌入半小匙酱油（可用高汤替代酱油，味道更鲜美），与少许柴鱼片混合。

❽ 处理好菠菜后，将豆芽菜和红辣椒放入沸水中汆烫至熟，再拌入芝麻油和红醋，制成配菜。

❾ 将煎熟的灰树花、处理好的菠菜和配菜放进另一个便当盒中即可。

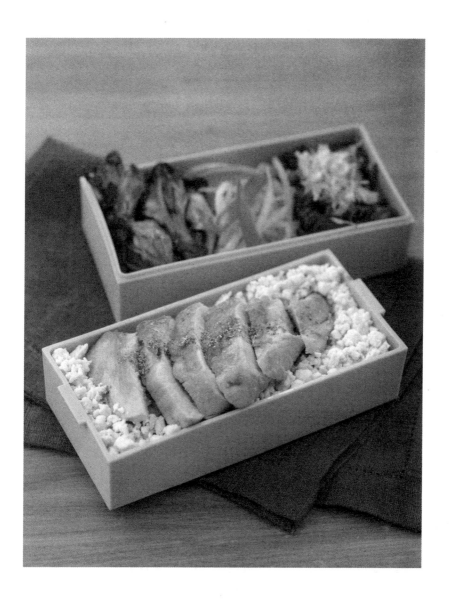

断糖第一天：晚餐

柴鱼豆腐排&猪肉咖喱汤

柴鱼豆腐排的材料（1人份）

橄榄油	少许
柴鱼片	少许
酱油	2 小匙
烧酒	2 小匙
天然甜味剂	2 小匙
盐	1 小撮
豆芽菜	50 克
黑胡椒碎	少许
老豆腐	半块

猪肉咖喱汤的材料（1人份）

猪里脊肉	30 克
鸡高汤（不含糖）	250 毫升
咖喱粉	2 小匙
盐	少许
欧芹末	少许

柴鱼豆腐排的做法

❶ 将老豆腐放在滤网上，以重物压约 10 分钟，使水分稍沥干。

❷ 将平底锅加热，倒入橄榄油，将老豆腐放入平底锅中煎至表面呈金黄色。

❸ 将煎好的老豆腐移到平底锅的一侧，利用平底锅的另一侧炒豆芽菜。

❹ 将酱油、烧酒、天然甜味剂和盐倒入平底锅中，均匀拌炒至入味。

❺ 将煎好的老豆腐和豆芽菜盛盘，在老豆腐上撒少许柴鱼片，在豆芽菜上撒少许黑胡椒碎提味即可。

猪肉咖喱汤的做法

❶ 将猪里脊肉切成适合入口的小块。

❷ 将鸡高汤倒入锅中加热，再将猪里脊肉放入汤中滚煮。

❸ 待猪里脊肉熟透后，将咖喱粉倒入汤中，搅拌均匀。

❹ 用盐调味，再撒上欧芹末即可。

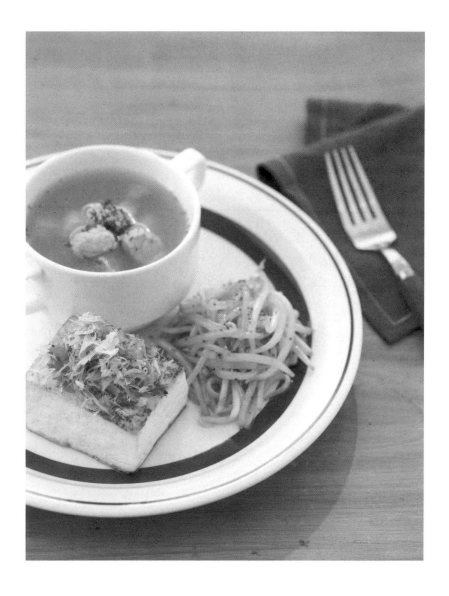

西式牛油果佐可颂

材料（1人份）

牛油果	1/2 个	橄榄油	少许
柠檬	1/4 个	无糖面包	1 个
芹菜	20 克	薄荷叶	少许
柠檬汁	少许		

做法

❶ 将牛油果对半切开，去掉中间的果仁。

❷ 将芹菜切成适合入口的大小，加入柠檬汁和橄榄油，搅拌均匀。

❸ 摆盘。将柠檬放在牛油果旁，食用牛油果前可挤上一点柠檬汁提味。

❹ 可搭配 1 个无糖面包（此处使用的是可颂面包，也可选择其他种类的无糖面包）食用。

❺ 饮料可选择添加了薄荷叶的薄荷水。

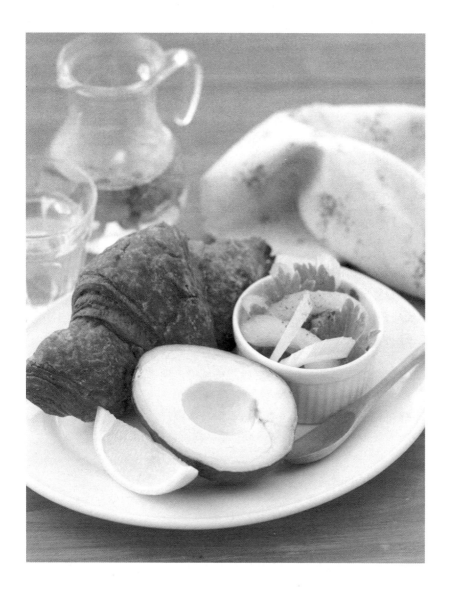

断糖第二天：午餐

豆腐汉堡排&鸡柳沙拉

豆腐汉堡排的材料（1人份）		鸡柳沙拉的材料（1人份）	
老豆腐	1/3 块	鸡柳罐头	1/2 罐
鸡绞肉	50 克	莴苣	2 片
芹菜	30 克	低脂蛋黄酱	少许
黄豆渣粉	2 大匙	芥末籽酱	少许
盐	少许	无糖面包	2 片
黑胡椒碎	少许		
肉豆蔻	少许		
橄榄油	少许		

豆腐汉堡排的做法

❶ 将老豆腐压扁，沥干水分。

❷ 将芹菜切成细粒，越细越好。

❸ 将老豆腐、芹菜粒、鸡绞肉、黄豆渣粉、盐、黑胡椒碎、肉豆蔻全部混合搅拌后揉成丸子，用左右手来回拍打丸子，使其内部的空气排出，最后将其捏成椭圆形汉堡排，并在中间稍微压一下。

❹ 将橄榄油倒入平底锅中，放入汉堡排煎烤。先用中火煎至表面微焦，再转成小火焖煮，直到整块汉堡排都熟透即可。

鸡柳沙拉的做法

❶ 将鸡柳罐头里的鸡柳倒出，稍微沥干水分。将鸡柳、低脂蛋黄酱和芥末籽酱充分搅拌。

❷ 将 ❶ 中的混合物放在莴苣上备用。

❸ 盛盘。将豆腐汉堡排和鸡柳沙拉摆在盘中，可搭配无糖面包食用，也可在盘中加入少许柠檬汁提味。

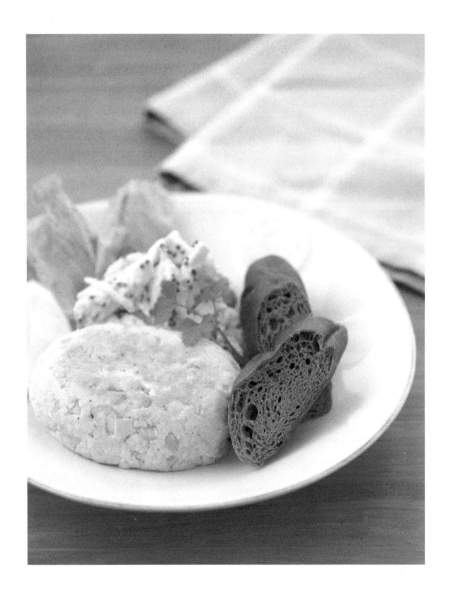

断糖第二天：晚餐

印度绞肉咖喱饭

材料（1人份）

鸡绞肉	70克	孜然粉	1/2匙
芹菜末	80克	姜黄粉、辣椒粉	各1/4匙
番茄	1/8个	芫荽粉	1小匙
孜然粒	1小撮	印度综合香料粉	1/2小匙
蒜泥、生姜末	各5克	盐	1小撮
红辣椒	1个	氨基饭	2/3块老豆腐的量
橄榄油	适量	水	160毫升

做法

❶ 准备约1人份的氨基饭备用。

❷ 制作咖喱酱。先在锅里倒入孜然粒和少许橄榄油，用小火煮至孜然粒周围开始冒泡后，再放入芹菜末并转大火。等芹菜末均匀蘸上橄榄油后，转小火，继续翻炒搅拌。待芹菜末呈金黄色（2~6分钟）后加入番茄，继续翻炒（2~4分钟，若想要较清淡的口味，可缩短翻炒时间）至完全入味即可。盛出备用。

❸ 将少许橄榄油倒入热锅中，再将生姜末、蒜泥、红辣椒放入，用中火翻炒至香。翻炒时，避免将红辣椒的外皮炒破，以免料理过辣；注意火候，避免烧焦。炒出香气后，将咖喱酱倒入，转成小火继续翻炒。

❹ 放入孜然粉、姜黄粉、辣椒粉、芫荽粉，充分翻炒搅拌。

❺ 放入鸡绞肉，继续翻炒均匀。

❻ 放入160毫升水和1小撮盐，待水沸腾后将火转小，用中火继续熬煮半小时至1小时（无须盖锅盖）。

❼ 放入印度综合香料粉，持续熬煮20分钟，制成绞肉咖喱。

❽ 将氨基饭盛盘，淋上绞肉咖喱，点缀些欧芹末（可省略）即可。

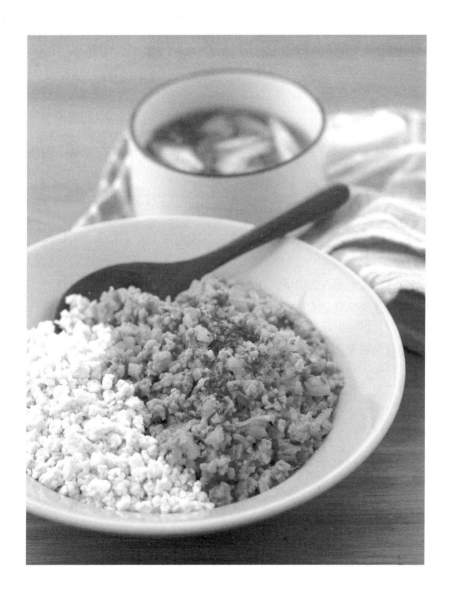

嫩煎猪排佐芥末籽酱

材料（1人份）

猪里脊肉	80 克	橄榄油	少许
菠菜	1 把	芥末籽酱	少许
盐	适量	无糖面包	1 个
黑胡椒粉	适量	温开水	150 毫升

做法

❶ 将猪里脊肉切成适合入口的大小，并撒上少许盐和黑胡椒粉腌渍调味。

❷ 将橄榄油倒入热锅中，将腌好的猪里脊肉放入锅中，慢火煎烤。

❸ 将菠菜切成适合入口的小段，放入煎烤猪里脊肉的平底锅中翻炒，再以少许盐和黑胡椒粉调味。

❹ 将猪里脊肉盛盘，在盘中放入芥末籽酱，再将炒熟的菠菜和无糖面包盛盘，之后即可享用。

❺ 搭配温开水一同食用，更容易消化及吸收。

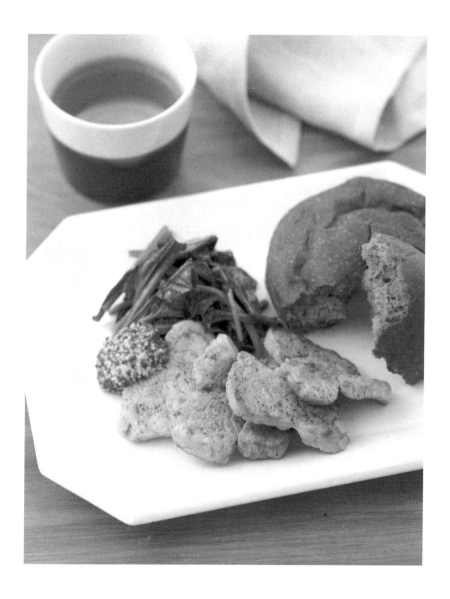

断糖第三天：午餐

越南风鸡肉面

材料（1人份）

无糖面	1 包	芹菜	3 根
鸡胸肉	80 克	鱼露	1/2 大匙
鸡高汤	400 毫升	盐	少许

做法

❶ 将芹菜的茎和叶分开备用，将无糖面煮熟后捞出备用。

❷ 将鸡高汤和芹菜茎放入锅中滚煮，待鸡高汤煮沸后再加入鸡胸肉煮至熟。

❸ 将煮熟的鸡胸肉取出，切成薄片备用。

❹ 将鱼露和盐加入汤中调味。

❺ 将无糖面装入碗中，放上切好的鸡胸肉，倒入煮好的鱼露高汤。

❻ 撒上芹菜叶，并用柠檬汁提味（可省略）即可。

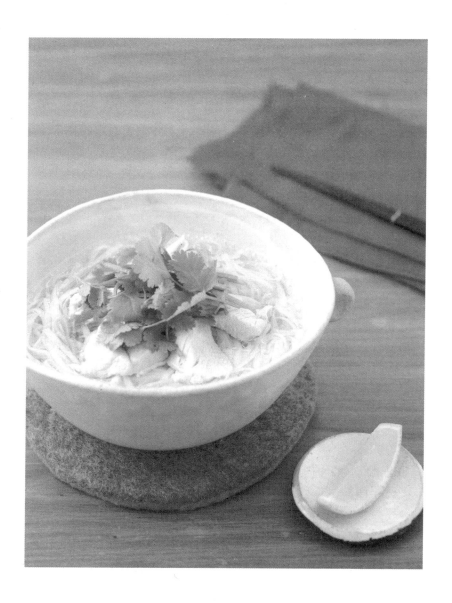

断糖第三天：晚餐

西班牙海鲜炖饭

材料（1人份）

虾（带头的）	2 只	大蒜	1/3 瓣
贝类（蛤蜊）	5 个	红辣椒	1 个
鸡胸肉块	30 克	橄榄油	适量
香草束	1 束	鸡高汤	200 毫升
番红花	2 小撮	氨基饭	1 块老豆腐的量

做法

❶ 将少许橄榄油倒入热锅中，再将大蒜、红辣椒放入锅中用小火翻炒，注意不要将食材烧焦。待香味出来后，取出大蒜和红辣椒。

❷ 将虾和贝类放入锅中，一边翻炒，一边用锅铲压虾头，将虾汁挤出，以增加甜味。

❸ 将加热过的鸡高汤倒入锅中，再加入香草束和 1 小撮番红花，慢火炖煮，煮出香味后，用滤网等工具将香料渣滤出。

❹ 准备一个平底锅，热锅后倒入少许橄榄油，将鸡胸肉块放入锅中翻炒，待鸡胸肉块熟透后取出备用。

❺ 将氨基饭放入 ❹ 中的平底锅中，再加入 1 小撮番红花，充分拌炒均匀。

❻ 将 ❸ 中煮好的鸡高汤、❹ 中熟透的鸡胸肉块放入氨基饭中，慢火熬煮至汤汁完全收干即可。

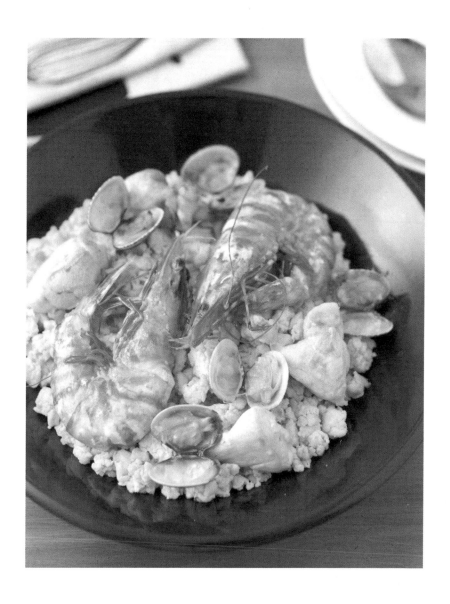

嘴馋时，可吃无糖酸奶或水煮蛋

前面介绍了营养丰富又美味的3天断糖食谱，不过，对于平常习惯吃零食的人而言，就算一天正常吃三餐，还是很容易感到肚子饿吧。

即使如此，也绝对不能吃甜食或水果等含糖量高的食物，一定要忌口。**若实在无法忍受口腹之欲，请选择食用含糖量较低的水煮蛋或无糖酸奶。**

无糖酸奶可直接食用，或用微波炉稍微加热后再食用。加热后的酸奶，口感会如同奶酪般紧实、特别。以下是我研发的热酸奶食谱，有兴趣的人不妨尝试一下。

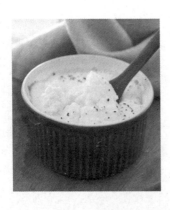

热酸奶的做法

❶ 将少许天然甜味剂加入酸奶中，再将酸奶装进微波炉专用的耐热容器中，之后放入微波炉中加热（温度约170℃）2～3分钟。

❷ 将酸奶从微波炉中取出，放入冰箱中稍微冷却后即可享用。

第 **5** 章

名医推荐！一定要吃的
7 种断糖好食材

鸡蛋

鸡蛋富含蛋白质以及人体所需的必需氨基酸，不仅营养价值高，且含糖量极低，每个鸡蛋只含有约0.2克糖。鸡蛋是非常理想的断糖食物。此外，鸡蛋含有核酸和胆碱等营养物质，核酸可有效预防老化和癌症，胆碱则有助于活化脑细胞，可预防或改善阿尔茨海默病等。由此可见，鸡蛋对于老年病的预防也相当有帮助。

许多人担心鸡蛋的胆固醇含量过高，但事实上，人体内的胆固醇大部分都是由肝脏合成的。也就是说，食物中的胆固醇含量和血液中的胆固醇数值没有必然联系。因此，就算一天食用三四个鸡蛋，也不会使胆固醇数值升高。

不过，因鸡蛋的蛋黄含脂肪量较高，所以在实行3天断糖计划时，请将蛋黄挑掉，仅吃蛋白，这样断糖效果更好。

〔菠菜太阳蛋〕
材料（1人份）

菠菜 ………… 1把　　鸡蛋 ………… 1个
橄榄油……… 少许　　盐 ………… 适量
胡椒粉……… 少许

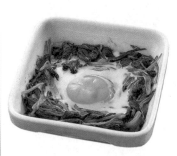

做法

❶ 将菠菜烫熟沥干，切成小段。

❷ 将橄榄油倒入热锅中，再放入菠菜段充分翻炒，待菠菜熟透后，用盐和胡椒粉调味。

❸ 将炒好的菠菜放入耐热容器中，在菠菜中央挖个洞，打入1个鸡蛋，再撒些盐。

❹ 将耐热容器放入微波炉或180℃的烤箱中加热至鸡蛋半熟即可。

断糖好食材 ❷

寒天

　　寒天的制作原料为海藻，其中以石花菜、龙须菜等红藻为主。也正因寒天的制作原料是海藻，所以寒天的含糖量很低，且热量也极低。

　　以寒天制成的果冻非常适合作为断糖时的解馋点心，不仅可稍微填饱肚子，还能满足想吃甜食的欲望，更不用担心摄入了过多的糖。

　　虽然现在有许多便利店都在售卖标榜低热量的寒天果冻，但这些售卖的寒天果冻中仍添加有过多的含糖量较高的果汁等。因此，我建议大家自制寒天果冻，以落实"无糖"的摄取原则。下面介绍寒天果冻的制作方法，大家不妨亲自动手，为断糖生活增添乐趣。

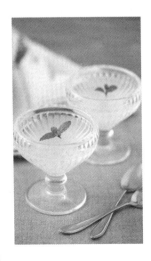

〔寒天果冻〕
材料（方便制作的分量）

寒天条…………… 1 条	热水 ………800 毫升
天然甜味剂 … 3 大匙	香草精………… 少许
柠檬汁………… 少许	
利口酒（如樱桃酒等）	…………………… 少许

做法

❶ 将寒天条用清水充分清洗干净，再撕成细长条备用。

❷ 将寒天条放入热水中滚煮，煮至完全溶解。

❸ 在寒天液中拌入天然甜味剂，搅拌均匀。

❹ 将煮好的寒天液倒进小型容器里，再滴入少许柠檬汁、香草精和利口酒。

❺ 放入冰箱中冷藏至寒天液凝固即可。

❻ 享用时，可用薄荷叶装饰。

魔芋

　　魔芋，是将草本植物魔芋的块茎中所含的多糖即魔芋葡甘露聚糖糊化后，再用碱性液体（现用氢氧化钙溶液）凝固而成的一种口感独特、筋道、饱腹感十足的食品。

　　魔芋热量低，且富含膳食纤维，是很受欢迎的减肥圣品。一般多用魔芋做魔芋排或炒魔芋等，然后将其作为正餐食用。在此，我要教大家另一种吃法，就是将魔芋做成解馋的小点心——魔芋干，十分美味，大家不妨一试。

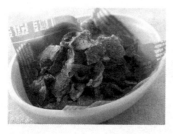

〔魔芋干〕
材料

魔芋块…… 1 小包	水 ……… 100 毫升

调味料 A

蘸面酱…… 2 大匙	高汤块…… 1 小匙

天然甜味剂 ……………………… 1 小匙

做法

❶ 将魔芋块切成薄片（越薄越好），再放入冰箱中冷冻 1 天。

❷ 将魔芋片从冷冻室取出，用自来水冲洗解冻，再沥干水分备用。

❸ 将魔芋片、100 毫升水和调味料 A 放进锅中滚煮，直到水分完全蒸发为止。

❹ 先在耐热容器中铺一张烘焙纸，再将煮好的魔芋片铺在烘焙纸上，接着将耐热容器放入微波炉中，加热（600 瓦）5 分钟即可。

断糖好食材 ❹

冻豆腐

冻豆腐，就是结冻后的豆腐。当豆腐中的水分被去除后，豆腐的保存期限便可延长。

但去除了水分的冻豆腐会变成质地较硬的海绵状，因此，食用前需用水将冻豆腐泡开，或将冻豆腐放入高汤中熬煮等。另外，因冻豆腐与豆腐成分相同，也富含蛋白质、维生素和矿物质，且含糖量低，所以在断糖饮食期间非常适合摄取冻豆腐。

一般烹饪冻豆腐的方式都是将冻豆腐放在汤中，令其吸附汤汁。不过，在此我要将冻豆腐变成美味的点心。与市售的零食相比，冻豆腐虾片的含糖量极低，可安心享用。

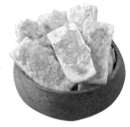

〔**冻豆腐虾片**〕
材料

冻豆腐········ 1 块	奶油········ 1 大匙
虾米·········15 克	盐········1 小撮
蛋白 ·····················1 个鸡蛋的量	
胡椒粉 ·····················1 小撮	

做法

❶ 将冻豆腐放入热水中浸泡，约 20 分钟后捞出，将水分沥干，备用。

❷ 将冻豆腐切成 3 等份，再横切 2 刀，将冻豆腐切成 9 等份的薄片。

❸ 用钵或食物处理器将虾米磨成粗颗粒备用。

❹ 将蛋白加入虾米颗粒中混合均匀，再用盐和胡椒调味，做成虾酱。

❺ 将冻豆腐薄片放入平底锅中，用小火慢煎使其水分完全蒸发，待两面都煎好后，加入奶油再煎一次。

❻ 取出煎好的冻豆腐薄片，将虾酱厚厚地涂在薄片的其中一面上。接着，将薄片再放入平底锅中，将抹了虾酱的一面朝下，用小火煎熟即可。

无糖面包

　　在断糖期间,对于平日以面包为主食的人而言,应该会特别痛苦吧。因此,我向这些人推荐无糖面包。

　　所谓的无糖面包,是指以小麦的外皮(小麦麸)为原料制成的面包。

　　小麦麸的主要成分为小麦蛋白,每100克小麦麸的含糖量不到0.5克,且小麦麸含有丰富的膳食纤维、维生素和矿物质等。小麦麸不仅可用来制作吐司,还能用来制作丹麦面包、可颂面包、小餐包、奶酪汉堡等,应用范围相当广泛。面包爱好者不妨对其多加利用。

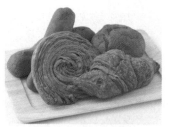

无糖面包(健康小麦麸面包)

　　此面包是以小麦麸为原料制成的,含糖量极低,非常适合面包爱好者在断糖期间食用。

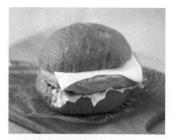

无糖奶酪汉堡

　　此汉堡是由无糖小圆面包、奶酪、生菜和汉堡肉组成的。面包爱好者在断糖期间也能享受不同的美味。

断糖好食材 ❻

无糖面条

在断糖期间，意大利面、乌冬面、荞麦面、拉面等面条也是严禁摄取的食物。若你爱吃面条，我向你推荐断糖时也能食用的无糖面条。

一种是无糖面。这是一种由豆渣和魔芋制成的，无糖且低热量的健康面条，口感近似河粉，相当美味。

另一种则为胶原蛋白减肥面条。其主要原料为寒天，含糖量也极低，非常适合在断糖期间食用。

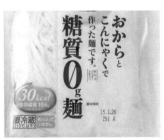

无糖面

以豆渣和魔芋制成的面条。不用烹煮，用清水洗过后即可食用。

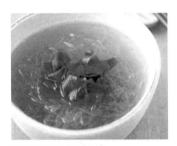

胶原蛋白减肥面条

以寒天为主要原料且含有胶原蛋白的面条。

低糖调味料

　　断糖期间更要注意调味料的选用，因为我们惯用的调味料中也含有大量糖。例如照烧酱，其主要成分为砂糖，若用照烧酱来给肉类调味，则做出的肉类食物含糖量很高，不适合在断糖期间食用。下列调味料虽为日本产的调味料，但读者可通过海购、托人代购等多种方式购买，或选择与下列调味料成分相近的调味料。

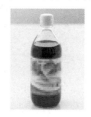

红醋

　　使用熟成的酒糟酿造而成的粗醋，拥有其他产品无法替代的香醇、甘甜滋味。和一般的米醋相比，含糖量低。

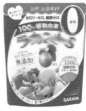

天然甜味剂

　　用两种赤糖醇制成，包括从罗汉果中萃取出的高纯度精华液和玉米发酵后形成的天然甜味成分，可替代砂糖。

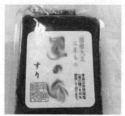

豆味噌

　　使用日产大豆和天然海盐，每年早春以传统的古代技法入桶，经过多年熟成所酿造的天然美味。

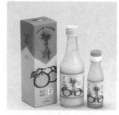

柚子汁

　　以新鲜柚子榨取的纯柚子汁，富含维生素C。由于榨取时特别去除了含糖量较高的果皮，因此含糖量低。

居酒屋、意式餐厅等是外食首选

有人可能会担心，若三餐都只能在外面吃，可能无法彻底过断糖生活。如果在外用餐，其实只要在点餐时注意挑选菜肴的烹饪方式与食材，也一样能安心过断糖生活。

例如：用橄榄油烹饪鱼类、贝类或肉类的意大利餐厅，就非常适合作为断糖时前往的餐厅，但在用餐时要避免摄取面包和意大利面。法国餐厅也是适合断糖的理想餐厅，因牛排、嫩煎鱼排、熟成奶酪等都能充分补足蛋白质。

韩式烤肉也是我非常推荐的选项之一。因为用炭火烤肉可去除多余油脂，且烤好的肉是非常优质的蛋白质来源。不过享用时最好只用盐调味，避免食用甜辣口味的蘸酱。

此外，我也很推荐居酒屋。那里的生鱼片、烤鱼、酒蒸蛤蜊等都是营养丰富且含糖量极低的蛋白质食物，且在居酒屋也能依照个人喜好自由选择餐点。这样的话，即便和友人聚餐，也能避开含糖餐点，轻松断糖。

居酒屋料理

在居酒屋，可依个人喜好选择富含蛋白质的单品料理，特别推荐生鱼片、烤鱼等料理。

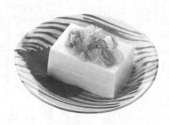

● 凉拌豆腐

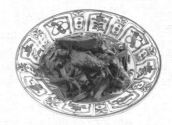

● 韭菜炒猪肝

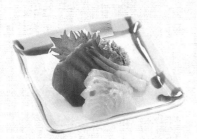

● 综合生鱼片

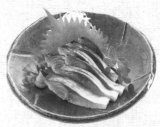

● 醋渍鲭鱼

西式料理

许多人以为重口味的西式料理不适合于断糖时享用，其实只要注意根据食材种类和烹饪方式来选择料理，西式料理也是相当不错的选择。

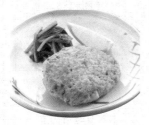

● 豆腐汉堡排

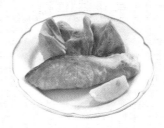

● 香煎鲑鱼

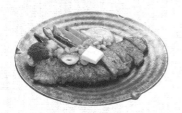

● 沙朗牛排

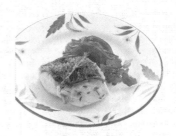

● 香草烤鲈鱼

韩式料理

在断糖期间非常适合享用韩式烤肉，但只能用盐调味，避免选用含糖量高的酱汁。

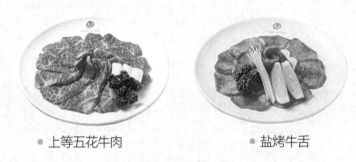

● 上等五花牛肉　　　　　　● 盐烤牛舌

日式料理

在断糖期间也非常适合享用以口味清爽著称的日式料理，但日式料理中有不少菜色以砂糖或味啉调味，需多留意。

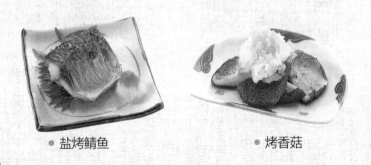

● 盐烤鲭鱼　　　　　　● 烤香菇

跟着名医这样吃

西胁医生的1周断糖食谱

只要你的断糖生活能够成功地从 3 天进展到 3 周,那么接下来你只要继续保持同样的断糖习惯就可以了,因为你的身体已经彻底戒除米饭或面包等含糖食物了。

为了向大家证明现在的我已经彻底断糖,在此我会公开最近 1 周的断糖食谱让各位确认。即便实行断糖生活,也能享受美食,完全不用饿肚子。

周日
Sunday

周末不用上班,中午可多花一些时间做氨基饭和味噌鲭鱼。这两种食物十分美味,完全不输餐厅的定食。此外,我建议可一次多做些氨基饭,再按照每餐的食用量将氨基饭分别保存于冷冻室中,食用时只要将其取出加热即可,省时又方便。

【有氧运动】▶ 健走 10 分钟 + 慢跑 40 分钟 + 健走 10 分钟
【早餐】▶ 培根煎蛋、温开水
【午餐】▶ 味噌鲭鱼、氨基饭、蛋黄酱拌西蓝花、温开水
【晚餐】▶ 盐烧烤肉(牛舌、猪里脊肉)、蛋花汤、凉拌豆芽菜、啤酒

午餐

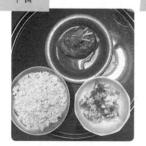

晚餐

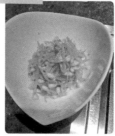
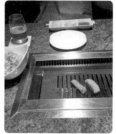

味噌鲭鱼所使用的味噌,是用日产大豆和天然海盐制成的豆味噌。氨基饭和味噌相当对味,是令人难忘的绝配料理。

用盐调味的烤肉是最理想的断糖食物。若单吃盐烧烤肉觉得腻,也可搭配烤海鲜以变换口味。

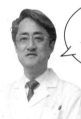

周一
Monday

早上 9 点到下午 6 点是我在诊所里看诊的时间。午餐是便当，便当的配菜是用简单氽烫后的螃蟹做成的。晚餐是牛排（约 300 克），仅用盐和胡椒调味。

【早餐】▶ 猪里脊肉、荷包蛋
【午餐】▶ 便当（煎蛋、氨基饭、西蓝花、螃蟹）
【晚餐】▶ 牛排、灰树花、温开水

即使每天生活忙碌，仍旧不可忘了断糖！

午餐

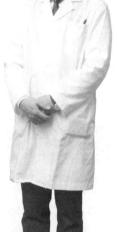

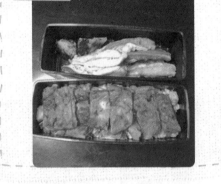

在氨基饭中拌入一些简单的配菜，再搭配用 2 个鸡蛋加葱花做成的煎蛋，便做成了分量十足的便当，蒸熟后即可享用。

周二
Tuesday

今天在诊所里看诊。虽然诊所里有员工餐厅，但为了落实断糖生活，我自己准备了无糖奶酪汉堡作为午餐。

【有氧运动】▶ 去健身房（肌力训练 + 慢跑，共 1 小时）
【早餐】▶ 西式牛油果佐可颂、温开水
【午餐】▶ 奶酪汉堡、温开水
【晚餐】▶ 猪肉串、汤豆腐、烤鱼、烧酒、高球鸡尾酒

晚餐

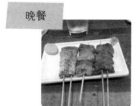

居酒屋提供的多样的烤肉串是断糖时的理想外食。我的猪肉串仅用盐和柠檬汁调味，美味又健康。再次提醒，一定要慎选调味料。

周三
Wednesday

今天我前往经常去的酒吧享用晚餐。这家店是我尚未开始断糖时就常光顾的店，因此我与老板的交情很好，我常会私下拜托他帮忙做一些特制的无糖下酒菜。

【有氧运动】▶ 健走 10 分钟 + 慢跑 40 分钟 + 健走 10 分钟
【早餐】▶ 猪里脊肉、荷包蛋、西蓝花、温开水
【午餐】▶ 羊肉涮涮锅、温开水
【晚餐】▶ 猪里脊肉、盐豆腐、牛油果拌乌醋、威士忌苏打

晚餐

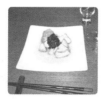
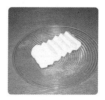

实行断糖饮食时，可以喝点威士忌或烧酒。若你也有常光顾的餐厅，不妨要求店家帮忙制作无糖下酒菜，让断糖生活更方便。

周四
Thursday

晚餐的炖饭是 3 天断糖食谱中最豪华的西班牙海鲜炖饭,不过食材稍有变化。西班牙海鲜炖饭是我从开始断糖以来一直十分喜爱的料理,也是我的独门得意之作。

【早餐】▶ 无糖热狗面包、温开水
【午餐】▶ 烤猪里脊肉、灰树花、菠菜
【晚餐】▶ 西班牙海鲜炖饭

晚餐

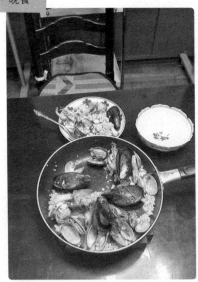

海鲜炖饭中的氨基饭是在周日就预先做好的。只要事先做好氨基饭,再放入喜爱的海鲜,豪华美味的炖饭即可轻松上桌。

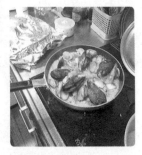

116

周五
Friday

我研发的断糖餐多半用平底锅即可完成。由于我的诊所内有厨房，所以我做新鲜的断糖料理比较方便。若条件不允许，各位不妨在前一天晚上就先做好断糖便当，方便又健康。

【有氧运动】▶ 去健身房（肌力训练＋慢跑，共 1 小时）
【早餐】▶ 猪里脊肉、菠菜、温开水
【午餐】▶ 杂烩咖喱汤
【晚餐】▶ 嫩煎鲷鱼、炭烤牛肉、威士忌苏打

晚餐

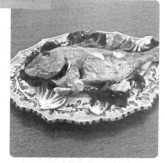

午餐

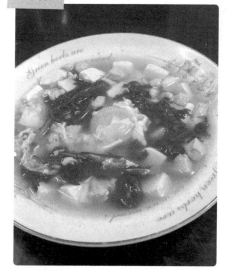

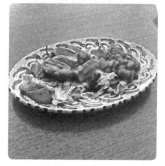

想持续享受断糖饮食的诀窍，就是让餐点的味道多元化。有时可在汤里加入少许孜然或姜黄等香料。时常变换口味也更容易成功断糖。

拜托熟识的店家帮我准备了嫩煎鲷鱼。晚上也要充分摄取蛋白质，为明天的工作存储能量。

周六
Saturday

我最推荐的断糖好食材就是鸡蛋。不仅可以拿鸡蛋当正餐，肚子稍微有点饿时也可以拿鸡蛋当点心。此外，良好的消化能力也是成功断糖的关键之一。因此，不妨养成每天早晨起床后喝 1 杯温开水的习惯，可促进肠胃蠕动，帮助消化。

【有氧运动】▶ 健走 10 分钟 + 慢跑 40 分钟 + 健走 10 分钟
【早餐】▶ 培根煎蛋、西蓝花、温开水
【午餐】▶ 西式欧姆蛋佐意大利香醋、小麦麸面包、莴苣沙拉
【晚餐】▶ 成吉思汗火锅

晚餐

晚餐吃成吉思汗火锅时，我吃了羊肉和豆芽菜，并搭配饮用了用麦芽和啤酒花制成的含糖量很低"真啤酒"！

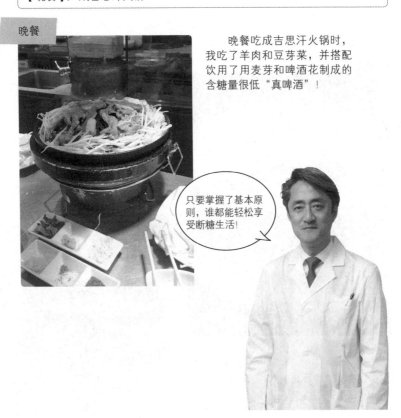

只要掌握了基本原则，谁都能轻松享受断糖生活！

第 **6** 章

破解错误迷思，
断糖时这样吃更健康

市售的低热量蛋黄酱含糖较少?

✘ 错。标榜的低热量或低脂不等于低糖。

事实上，以鸡蛋为主要原料的蛋黄酱是非常适合在断糖期间食用的调味料。然而，市面上蛋黄酱的种类众多，部分标榜低热量、低脂的蛋黄酱却不见得适合在断糖时食用，**因为低脂不等于低糖**。

根据日本丘比（KEWPIE）食品公司所公布的《丘比蛋黄酱成分报告》，我们得到了以下信息："每100克常规蛋黄酱的含糖量约0.6克，而每100克低脂蛋黄酱的含糖量约2.2克，至于零脂蛋黄酱，每100克的含糖量约2.7克。"由此可见，含糖量最低的是常规蛋黄酱。

为什么低脂蛋黄酱等调整了脂质含量的产品，其所含的糖较多呢？因为为了弥补风味的不足，厂家在这些产品中加入了大量砂糖，所以导致含糖量较高。

黑咖啡不含糖，可以尽情饮用？

✖ 错。咖啡豆含糖，断糖时不宜饮用黑咖啡。

想必大家会很好奇，除了温开水还有哪种饮品适合在断糖时享用呢？是否有很多人认为不加砂糖也不加牛奶的黑咖啡应该非常适合，所以多喝几杯也没关系呢？

事实上，黑咖啡虽然没有甜味，但也含有糖。因为在制作咖啡时，会将植物的果实或叶子磨碎后再进行萃取。萃取时，裸露在咖啡粉外面的糖会转移到水中。待我们饮用咖啡时，糖就会直接进入体内。

同样，将茶叶磨碎后制成的抹茶也含有大量糖，断糖时也不可饮用。因此，**在断糖饮食期间，建议喝温开水或无糖红茶等饮品，这类饮品较健康。**

日式沙拉酱的含糖量比法式沙拉酱低？

✘ 错。口味与含糖量无关，请确认成分后再购买。

沙拉酱是享用沙拉时不可或缺的灵魂调味料。目前市面上售卖的各种沙拉酱，口味从清爽到浓郁，应有尽有，可自由选择。

不过，到底哪种沙拉酱的含糖量最低，适合在断糖时享用呢？乍看之下，似乎标榜无油、口味清爽的日式沙拉酱含糖量最低。但事实上，**含糖量最低的是口味浓郁的法式沙拉酱**。

以下是"各种酱料的含糖量比较表"，供各位在选购时参考（表中的数据为参考值，实际含糖量因制造厂商而异）。

各种酱料的含糖量比较表

种类	含糖量（每15克）
法式沙拉酱	0.9克
干岛酱	1.4克
无油日式沙拉酱	2.4克
焙煎芝麻沙拉酱	1.8克
柑橘醋	2.0克
酒醋	0.4克
苹果醋	0.2克
米醋	1.1克
橄榄油	0

122

味道浓郁的奶酪含糖量很高？

✕ 错。成分才是关键，请选择纯天然的奶酪。

记得在我小时候，市面上只买得到加工奶酪（processed cheese）；现今，各种成分单纯的天然奶酪（natural cheese），例如切达奶酪（Cheddar cheese）和戈贡佐拉奶酪（Gorgonzola cheese）等反而更受欢迎。其中，我最爱且最推荐的是口感绵密的卡门贝尔奶酪（Camembert cheese）。此外，从断糖饮食的角度而言，天然奶酪的含糖量确实也比加工奶酪低。

每100克卡门贝尔奶酪的含糖量约0.9克，每100克加工奶酪的含糖量约1.9克，每100克奶油奶酪的含糖量约2.5克。卡门贝尔奶酪由于味道浓郁，容易被认为是高热量及高糖食物，但实际上，它比加工奶酪口感清爽，且钙含量更高，非常适合在断糖期间享用。

豆制品对健康有益，适合在断糖时享用？

◯ 是。但加糖的豆浆及豆渣中的糖较多，应避免摄取。

大豆因富含优质的蛋白质，被称作"田里的肉"。在所有豆制品中，豆腐是最适合在断糖时食用的食材。每100克老豆腐只含约1.2克糖，而每100克嫩豆腐也只含约1.7克糖。此外，将豆腐冷冻后制成的冻豆腐也是很好的断糖食材。

但是，并非所有豆制品都适合在断糖时享用，例如加糖的豆浆和豆渣就是必须避免食用的食物。此外，味噌适合在断糖时享用，因其内含的糖在发酵过程中已被分解。

海藻的含糖量低，断糖时可多吃？

◎ 是。但烤海苔、羊栖菜等的含糖量较高，必须禁食。

　　海藻的含糖量极低，是值得推荐的断糖好食材。水云、石花菜以及以红藻类为原料制成的洋菜或寒天，每100克的含糖量几乎是零。此外，海藻富含矿物质，具有美发功效。

　　因此，**在断糖期间可尽情享用各种海藻类食物，以补足无法大量摄取蔬菜所造成的膳食纤维缺乏**，同时也能达到养颜美容的功效。

　　话虽如此，海藻类食物中也有高糖产品，例如羊栖菜、裙带菜、烤海苔。每100克干燥羊栖菜含有约12.9克糖，每100克干燥裙带菜含有约6.2克糖，每100克烤海苔含有约8.3克糖，所以需特别留意这些海藻类食物，避免食用。

菇类中，干香菇的含糖量最低？

✖ 错。干香菇的含糖量极高，建议食用灰树花。

菇类虽然是适合减肥的好食材，但其中有些种类的菇却含有较多糖，食用时需格外注意。**例如，熬煮高汤时常用的干香菇乍看之下含糖量很低，实际上每100克的含糖量却高达22.4克。**此外，每100克黑木耳就含有约13.7克糖，所以黑木耳也属于高糖食材，需特别留意。

断糖时，我最推荐食用的菇类是灰树花，其每100克的含糖量几乎等于零。此外，每100克蘑菇的含糖量也只有0.1克。还有几种菇的含糖量也较低，每100克的含糖量如下：生香菇约1.4克，金针菇约3.7克，杏鲍菇约3.6克，松茸约3.5克，滑菇约1.9克，这几种菇也是可善加利用的断糖食材。

断糖时，调味料可以随便用？

✕ 错。建议避开甜味酱料，改用盐、胡椒调味。

　　因断糖饮食的主食材是新鲜的鱼、肉等富含蛋白质的食物，若没有慎选烹饪方式，可能会产生对人体有害的AGEs。

　　因此，**断糖时应避免使用口味甘甜的调味料，而要以盐、胡椒、橄榄油等调味**。越简单的烹调方式越理想。

　　事实上，有时候调味料的含糖量甚至比食材本身还高。因此，享用美味的鱼、肉时，请别忘了慎选调味料和烹饪方式，避免功亏一篑。

实行断糖饮食时，完全不能饮酒？

✗ 错。成分为麦芽和啤酒花的酒，可适度饮用。

　　或许有人想问："断糖期间一定要禁酒吗？那应酬时该怎么办？"

　　虽然饮酒常被归为减肥大忌，但只要排除含糖量较高的酒类（如日本清酒等），选择含糖量较低的酒类，即便在断糖期间，也能尽情小酌一番。

　　此外，人们一般认为，含有较多嘌呤的啤酒也不宜在减肥期间饮用。其实啤酒也分许多种，若是以麦芽和啤酒花制成的啤酒，则可适度饮用，若是含有玉米粉或米的啤酒，则含糖量较高，不适合饮用。

　　若想简单区分酒类的含糖量，只要记得蒸馏酒的含糖量比酿造酒低即可。下页是我为大家整理的"各种酒类的含糖量比较表"（实际情况因制作过程而异），供各位在选择时参考。

各种酒类的含糖量比较表

种类	含糖量（每100克）
啤酒	3.1克
发泡酒	3.6克
红葡萄酒	1.5克
白葡萄酒	2.0克
粉红葡萄酒	4.0克
日本清酒	4.5克
烧酒	0
梅酒	20.7克
绍兴酒	5.1克
威士忌	0
白兰地	0
伏特加	0
金酒	0.1克
朗姆酒	0.1克

断糖期间，可根据喜好任选食材？

✖ 错。请参考食材表，避免误食含糖食材。

为了避免各位在断糖期间误食含糖食材，在下页表格中，我依种类详细列出了大家常吃的但断糖期间严禁食用的含糖食材，供各位在断糖期间参考。

首先，请彻底戒除常作为主食食用的米饭、面包、意大利面、乌冬面、荞麦面等含糖食物。当然，含有砂糖的甜食也完全不能碰。

即使是被人们视为健康代名词的蔬菜，因其根茎部分含有大量糖，食用前也必须先去除。水果的含糖量也较高，请酌量食用。

动物性蛋白质或植物性蛋白质含量较高的食物，则是减肥期间可大量摄取的食物，但要食用新鲜的鱼、肉。此外，选用调味料时也需留意，烹饪时建议用盐、胡椒等简单的调味料，切勿使用含糖量较高的酱汁。

断糖期间应避免摄取的含糖食材

谷物类	蔬菜类	蛋白质类
米饭	胡萝卜	香肠
面包	洋葱	火腿
乌冬面	白菜	盐腌牛肉
荞麦面	番薯	豆渣、豆浆
素面	茄子	**乳制品类**
拉面	黄瓜	加工奶酪
意大利面	番茄	茅屋奶酪
米粉	青椒	加工牛奶
玉米粉	卷心菜	脱脂奶粉
饮料类	**酒类**	**调味料类**
巧克力牛奶	葡萄酒	烤肉酱
蔬菜汁	日本清酒	番茄酱
蜂蜜柚子茶	啤酒（含添加物）	柑橘醋
碳酸饮料	发泡酒	味啉
咖啡	梅酒	料酒
抹茶	绍兴酒	日式面酱

断糖期间，只能吃新鲜的鱼或肉吗？

✗ 错。除了鱼、肉，也可食用其他低糖食材。

断糖饮食的核心观念，即严禁摄取米饭、面包等含糖食物，同时，必须充分摄取鱼、肉、鸡蛋、豆腐等富含蛋白质的食物。摄取蛋白质可增加肌肉量，进而提高基础代谢率，最终达到减轻体重的目的。

此外，**食用蔬菜时，建议食用少量的叶菜。对于白菜和西蓝花，因其茎部含有糖，所以食用菜叶或花球就好。**

乳制品中，我推荐食用仅以鲜奶和盐制作而成，并经长时间发酵形成的天然奶酪；饮料中，我推荐饮用无糖红茶、无糖乌龙茶等发酵茶，或直接饮用温开水。至于酒类，在断糖时可酌量饮用烧酒、威士忌、伏特加、金酒等蒸馏酒。

断糖期间可正常摄取的食材

谷物类	蛋白质类	饮料类
小麦麸（杂谷）	肉类	无糖绿茶
无糖面包	鱼类、贝类	无糖红茶
麸面	老豆腐、冻豆腐	无糖乌龙茶
蔬菜类（去茎）	**调味料类**	**乳制品类**
西蓝花	盐	常规鲜奶
萝卜芽	香草盐	天然奶酪
菠菜	酱油	奶油
小松叶	味噌	原味酸奶
青江菜	胡椒	**酒类**
罗勒	咖喱粉	烧酒
豆瓣菜	辣椒	威士忌
芫荽	蛋黄酱（无糖）	伏特加
欧芹	橄榄油	金酒
茼蒿	紫苏籽油	朗姆酒
芥菜芽	柴鱼片	利口酒
香芹	醋	啤酒（无添加）

负面信息易导致断糖失败，请慎选节目

　　现代生活中，信息传达迅速，我们每天都会接收到来自四面八方的信息，包括好的、坏的、有用的、没用的等，若没有能力消化这些信息，它们就会累积在我们的脑中成为累赘，导致思绪杂乱无章，使我们无法在工作或学业上有良好的表现。此外，我们在精神上也会感到不安，容易产生压力，甚至失眠。

慎选节目及广播，避免接收错误信息

　　想要提升消化信息的能力，就必须懂得拒绝不必要的信息。当然，若想成功断糖，也必须懂得过滤不必要的信息。

　　例如：有些人习惯一起床就打开电视，但早上的节目经常播放许多负面的社会新闻，让人在不知不觉中接收许多负面信息。实际上，早上应该看能让人打起精神的节目。**因此，平日你要慎选收看的电视节目和收听的广播内容，尽量让自己保持积极向上的情绪，避免因轻易受到信息的干扰而影响断糖的决心和意志。**

第 **7** 章

最多人询问的
12 个断糖 Q&A，一次解答

Q1 断糖饮食法和限糖饮食法有什么不同?

A1 限糖只是减少糖的摄取，断糖则是尽可能避免摄取糖。

近来，限糖饮食法和低碳饮食法也受到了广泛关注。这两者与我所提倡的断糖饮食法有何不同呢? **其最大的不同在于，限糖饮食法和低碳饮食法都是慢慢地减少糖的摄取，而断糖饮食法则是一口气戒除糖。**换言之，限糖饮食法和低碳饮食法都是渐进式地减少糖的摄取，而断糖饮食法则是一鼓作气地戒除糖。

一次性戒除糖比渐进式的断糖更轻松

有戒烟经验的人应该比较清楚，渐进式的戒烟比一次性戒烟要辛苦，因为在戒烟过程中，必须不断压抑想要吸烟的欲望。同理可证，一次性戒糖绝对比逐步戒糖轻松且容易，效果也会更好。因此，只要在前3天彻底断糖，就不会觉得无法摄取糖是一件痛苦的事，接下来的断糖生活自然能轻松进行。

此外，在限糖饮食法的食谱中，常会用肉类食材搭配少量的根茎类蔬菜（如牛排佐地瓜或胡萝卜等），虽然糖含量低，但在我所推广的断糖理论中，只要摄取少量糖，身体便无法消除对糖的依赖。因此，在断糖生活的前3天，请务必彻底断糖，这样才能根治糖中毒、重拾健康、保持身材。

 名医这样说：
实行限糖饮食法仍有糖中毒的风险。

Q2 实行断糖饮食法会引发低血糖症吗？

A2 不会。食用米饭、面包等含糖食物反而易使血糖不稳定。

所谓的低血糖症，指的是由多种原因引起的血糖浓度过低所致的综合征，而血糖浓度过低往往是由剧烈的血糖变化导致的。至于为什么会造成剧烈的血糖变化，其实与摄取米饭、面包等含糖食物有关。一旦我们摄取了米饭、面包等含糖食物，血糖便会立刻上升。为了应对大幅度的血糖上升，人体会大量分泌胰岛素以抑制血糖上升。于是，当血糖急速下降时，人体就会出现各种自主神经失调的症状，头晕目眩即是其中一种较轻微且常见的表现。

由此可见，**造成低血糖症的原因，并非是血糖的平均值太低，而是血糖下降得太快**。在还未开始断糖生活前，我也曾出现数次低血糖症的症状，大部分都在用餐后2小时左右发生，有时我在搭公交车时也会突然感到眩晕。

即使不摄取米饭、面包等含糖食物，人体也可自行制造糖

由此可见，造成血糖不稳定的原因正是米饭、面包等含糖食物的摄取。因此，一旦开始断糖生活，出现类似症状的概率会大大降低。也就是说，我们习以为常的饮食习惯，反而较容易造成低血糖症。此外，**人体的肝脏也会自行制造身体（脑部）所需的最低糖量**，因此，即便完全不摄取糖，也无须担心会造成低血糖症。请各位安心享受断糖生活吧！

 名医这样说：

人体可自行制造糖，无须依赖米饭、面包等含糖食物的摄取。

Q3 聚餐时如何挑选食物?

A3 请尽量选择新鲜的鱼、肉或其他低糖食物。

好不容易下定决心开始断糖，结果临时要去国外出差，或是因工作、朋友或亲戚的关系不得不出席餐会。在这种无法彻底断糖的情况下，究竟该怎么办呢? 若碰到这种情况，**即便无法完全避免摄取糖，也要尽量选择低糖食物。**

在外用餐时，记得选择鱼、肉，避开主食

举例而言，若至国外出差，请别吃飞机餐中含有较多糖的食物，如米饭、面包等，建议只享用配菜或肉类。若担心吃不饱，不妨在出国前准备少许无糖面包以备不时之需。另外，虽然每个国家的饮食习惯不同，但只要尽量选择以鱼、肉为主的料理，便不容易误食过多糖。

若工作日的午餐只能选择员工餐厅的特定餐点，不妨自

己做断糖便当。至便利商店购买低糖食物，也是可选择的替代方法之一。

　　遇到无法推辞的聚餐时，也要记得避免食用米饭、面包等含糖食物，而要选择以鱼、肉为主的食物。例如，若是与友人去寿司店聚餐，可选择食用生鱼片，避免食用用米饭做成的握寿司。如此，也能轻松断糖。

 名医这样说：
　　食用以新鲜的鱼、肉为主的食物，就能轻松享用美食。

Q4 断糖时一定要配合运动吗？

A4 是。多做有氧运动可使断糖效果更显著。

我想，应该有不少人抱着"想试试能否仅以断糖饮食法来减肥"或"因为不喜欢运动，所以想通过饮食减重"的想法而实行断糖饮食法吧。

虽然通过断糖饮食确实能获得不错的减肥效果，但若想使断糖的减肥效果最大化，仍必须在断糖期间同时进行有氧运动和肌力训练。

运动不只能瘦身，更能让身体健康

运动不只能减肥，对身体的健康也有很大益处。尤其是有氧运动，可增强心肺能力；而肌力训练，则可锻炼肌肉，使身体的反应更快速、更灵敏，从而有效避免日常生活中的意外碰撞带来的伤害。

有氧运动中最简单同时也是我个人最推荐的，就是慢跑。不过请注意，采用正确的跑法才能燃烧脂肪。

所谓正确的跑法，就是慢跑时让心率维持在有氧运动心跳区间内。唯有心率在此区间内，慢跑才能有效燃烧脂肪。**断糖期间进行有氧运动时，心率最好维持在最大心率（220减去年龄）的70%～80%。**

此外，断糖时也建议配合肌力训练，可有效增加肌肉量，进而提高基础代谢率，让减肥的成效更显著。

 名医这样说：
断糖时配合慢跑，帮助燃烧脂肪。

Q5 无法戒甜食该怎么办?

A5 建议选择用天然甜味剂制作的食品，这样较健康。

有不少女性朋友是甜食爱好者，她们虽然心中已下定决心开始断糖，却始终无法摆脱想吃甜食的欲望，因而对于自己能否顺利开始断糖生活缺乏自信或感到惶恐。

选择天然甜味剂，可满足爱吃甜食的味蕾

的确，对于喜爱甜食者而言，没有什么比不能吃甜食更痛苦的了。为此，我为各位准备了替代方案，**若你无论如何都想吃甜食，那么请选择用天然甜味剂制作的食品。**

天然甜味剂是从天然产物中直接提取的甜味剂，是人类最为理想的食品添加剂。目前为止，已开发的天然甜味剂产品屈指可数，主要有7种，分别是从甜叶菊中提取的甜菊糖，从罗汉果中提取的罗汉果甜苷，从西班牙酸橙的果皮中提取的新橙皮苷，从甘草中提取的甘草酸，从甜叶悬钩子中提取的甜茶素。此外，还有甜味蛋白和醇类糖。这些提取自植物的具有甜味的非糖类化合物，甜度高且热量低，是人类生活中的非常理想的甜味剂。

　　因此，当你在断糖时忍不住想吃寿喜烧、红烧鱼或是想喝甜红茶时，请用天然甜味剂代替砂糖吧！

 名医这样说：
　　以天然甜味剂代替砂糖能有效避开糖。

Q6 只有晚餐断糖也有效吗？

A6 当然有效。也可搭配服用适合体质的中药，效果更好。

　　或许对有些肠胃功能较差的人来说，如果从一开始就完全不吃米饭、面包等含糖食物，仅吃大量的鱼、肉等富含蛋白质的食物，容易引起身体不适。因此，若你的消化功能较差，**可先从晚餐开始不吃主食，这样也能增强减肥效果。**

　　为什么在一天三餐中的晚餐时断糖效果最好呢？因为人体在晚上会分泌生长激素，若在生长激素分泌的同时持续摄取糖，那么导致的肥胖程度会比其他两餐更显著。因此，若一天只能有一餐断糖，不妨选择在晚餐时断糖。

　　除了从晚餐开始断糖，还要记得配合有氧运动和肌力训练，这样减肥效果会更显著。

可依肥胖类型慎选中药辅助减肥

此外，也可选择用中药辅助减肥，但在选购之前，必须先知道自己属于哪一种肥胖类型。若是脂肪型肥胖者，比较适合选择防风通圣散；若是水肿型肥胖者，选择桃核承气汤会更有效。

就算一天只能断糖一餐，只要配合运动并搭配服用适合自己体质的中药，也能让体重慢慢减轻。当然，若能同时在早餐和午餐时也减少米饭、面包等含糖食物的摄取，断糖效果就会更好。

 名医这样说：
若只有一餐断糖，建议选择晚餐断糖。

Q7 断糖时多摄取低 GI 值食物，效果更好？

A7 错。低 GI 值食物仍然含糖，多食无益。

近来，常听说"摄取低GI值食物有助减肥"。可是，你真的知道GI值是什么吗？

所谓的GI值，就是血糖生成指数（glycemic index）的缩写，也就是显示血糖在进食后上升程度的指标。简单来说，GI值就是标示食品中所含的糖被人体吸收的快慢程度的相关数值，一般多在进食2小时后测量。

因此，所谓的低GI值食物，是指使血糖上升较慢的食物；相反，高GI值食物是指使血糖快速上升的食物，例如精制的米饭或白砂糖等。一旦我们摄取了高GI值食物，血糖便会在进食后急剧上升又下降，进而引起低血糖症等不适症状的出现。

低GI值食物仍含糖，必须避免摄取

虽然和高GI值食物相比，摄取低GI值食物确实对减肥较有帮助，但无论摄取多少低GI值食物，都不是断糖。**因为低GI值食物仍含糖，且含糖量可能较高，而在断糖饮食中，含糖量较高的食物是必须禁食的。**若想通过断糖减肥，首要任务还是戒除糖。

正如前文所述，如果想成功实践断糖饮食法，最初3天一定要彻底断糖。因此，请抛弃对GI值的错误看法，认真断糖吧！

名医这样说：

实行断糖时，请勿以低GI值食物取代主食，以避免误食糖。

Q8 运动量较大时，可以增加糖的摄取吗？

A8 不一定，要依个人平日的运动量而定。

爱好马拉松的人也许会问：若是跑42.195千米的全程马拉松，是否能增加糖的摄取呢？

若跑步时身体能一直维持在有氧运动的状态，也就是说心率一直保持在有氧运动心跳区间，那么身体中的糖就不会减少，这样的运动确实能燃烧脂肪；但如果在跑马拉松时无法将心率维持在有氧运动心跳区间，那么就必须通过摄取糖来补充能量，以免中途就累得跑不动甚至晕倒。换言之，能否有效地将心率维持在有氧运动心跳区间，决定了是否需要增加糖的摄取。

养成良好的运动习惯，无须大量摄取糖

也就是说，如果跑步时能够使心率维持在有氧运动心

跳区间，那么即便是跑全程马拉松，也不需要特别补充糖，因为你已经懂得如何掌握有氧运动的节奏。但若是平时没有运动习惯的人突然开始跑，那么运动后心率便会急剧上升，并超过有氧运动心跳区间的范围。这时，请一定要适时补充糖，以避免身体不适，便于顺利跑完全程。

因此，能否增加糖的摄取，取决于个人平时的运动量是否足够。拥有良好运动习惯的人，可无须担心糖的摄取的问题。

 名医这样说：
　　是否增加糖的摄取，由平日的运动量决定。

Q9　性别或年龄会影响断糖的效果吗？

A9　不会。因为断糖的效果取决于基础代谢率。

　　原则上，断糖的效果不会因为性别或年龄而有所不同，其主要取决于个人的基础代谢率。因此，比起性别或年龄，我们更需要关注断糖时是否仍积极培养运动习惯这一点。若没有养成运动习惯，随着年龄增长，身体的肌肉量便会减少，基础代谢率进而降低。**一旦基础代谢率下降，热量便不易消耗，即使实行断糖也难以减轻体重。**

　　或许有不少人苦恼于初老肥胖或中年肥胖，出现这种情况，说明运动消耗的热量少于每天摄取的热量。然而，随着年龄的增长，消化、吸收和代谢能力都可能逐渐衰退，这就是我们常常觉得"明明没有吃很多，却一直发胖"的原因。因为身体的基础代谢已不如年轻时活跃，身体无法有效地代谢、吸收所摄取的营养。

提高基础代谢率要从运动开始

然而，防止基础代谢率下降的唯一方法就是运动。运动可增加肌肉量，而身体中最能有效燃烧脂肪的部位就是肌肉。换句话说，若能维持足够的肌肉量，无论你几岁，你的基础代谢率皆能维持在一定的水平。

此外，或许有人会觉得男性的断糖效果比女性明显，这其实和男女先天的肌肉量差异有关。但无论如何，只要能提高基础代谢率，男性或女性所获得的断糖效果都会较明显。

 名医这样说：
身体的肌肉量决定你的断糖效果。

Q10 正在发育的孩子也能尝试断糖饮食吗？

A10 可以。能帮助成长，同时预防文明病。

小时候，父母常会跟我们说："多吃饭才会长大。"因此，有不少家长担心，如果让成长中的孩子断糖，会不会影响孩子的生长发育呢？

请放心，让发育中的孩子断糖，并不会影响其生长发育，甚至能有效预防文明病。以肉类为主食的爱斯基摩人因生活环境的关系，一直过着断糖生活，他们不但没有发育不良，而且没有罹患任何现代人常见的文明病。

反观现在成长于都市的孩子，大多数都面临肥胖等文明病的威胁。实行断糖饮食可预防文明病。此外，断糖饮食也有助于改善注意缺陷多动障碍（ADHD）即多动症的症状。但对于身体有特殊疾病者，建议先与医生讨论再确认是否可实行断糖饮食。

成长中的孩子需要摄取大量蛋白质

事实上，比起糖，成长中的孩子更需要摄取蛋白质，而断糖饮食正是以充分摄取蛋白质为原则的。因此，对发育中的孩子而言，实行断糖饮食反而有助于身体的成长。

然而，现在大部分的中小学都会提供营养午餐，若想落实断糖饮食，似乎没那么容易。话虽如此，家长也可试着让孩子实行断糖饮食，相信会有助于孩子的生长发育，让孩子的身体更健康。

名医这样说：
建议可让孩子尝试断糖饮食，以感受身体的良性变化。

Q11 如何持续断糖甚至养成一辈子的断糖习惯？

A11 只要坚持断糖 3 天，就能习惯断糖饮食。

我无论做什么事，都以"3"这个数字为基准。据研究，一件事情若能持续3周，将会形成习惯。**坚持3周就能养成习惯，那么断糖饮食也可以。事实上，我们在做任何事情时都可以"3"为目标，努力挑战。**

为了使大家能够顺利实行断糖饮食法，在最初的阶段，请大家先参考我的建议，实行为期3天的断糖计划。只要努力坚持3天，得到实际成效后，不仅能增强动力，而且会让你产生想继续坚持3周的意愿。最后，在3周的断糖计划成功后，你就可持续进行3个月、3年，甚至一辈子的断糖饮食了。

请以3天为目标，让断糖成为习惯

我们不仅要有明确的目标，以数字"3"作为划分的基准，而且还要告诉自己务必在3天内消除对糖的瘾，这样身体对糖的欲望就会大幅降低。完成3天的断糖计划后，则必须再花费3周将断糖培养成一种习惯。

此外，为了让断糖生活更长久，偶尔可以摄取米饭、面包等含糖食物，无须对自己太严格。因为当身体已戒除对糖的依赖后，即使偶尔吃点甜食也不容易成瘾。最后，请开始轻松地享受断糖生活、重拾健康吧！

 名医这样说：
持续断糖3周，你将会更享受断糖生活的乐趣！

Q12 除了运动，还有能增强断糖效果的方法吗？

A12 可用丹田呼吸法放松肌肉，断糖效果更显著。

若想让身体快速适应断糖饮食所带来的改变，丹田呼吸法和渐进式肌肉放松法是我推荐的理想方法。

丹田指的是肚脐以下2～3寸的部位。将注意力集中在这个位置并进行深呼吸，即为丹田呼吸法。将注意力集中于此并反复深呼吸，可使过于紧张的自主神经放松，让疲劳的身体获得适度的缓和。简而言之，丹田呼吸法可调节自主神经的紧张状态。

对于自主神经容易失调的现代人而言，只要每天花一点时间，静下心来采用丹田呼吸法进行深呼吸，便可放松心情，使身体恢复健康，使心情恢复平静。

肌肉放松，心情也会变轻松

至于渐进式肌肉放松法，则是一种通过动作使全身肌肉先紧缩后放松，从而疏解内心压力的方法。因使用此方法进行放松时，动作有一定的先后顺序，所以此方法被称作渐进式肌肉放松法。方法很简单，如想放松双手，请先紧握双手20秒，再迅速放开，使双手彻底放松。此方法同样适用于手肘、肩膀、膝盖、脸、脚底等部位。

总而言之，当身心皆放松时，便能有最好的表现。**为了增强减肥的意志力，要适度放松身体，切勿过度紧张。**

 名医这样说：

唯有身心放松，才能适应断糖生活。

记录饮食内容，增强断糖效果

想要落实断糖生活，关键在于提高断糖意识。为此，我希望各位详细记录自己的3天断糖计划，将每天的体重、体脂率、摄取的食物和运动的内容等详细记录，缺一不可。

动手记录不但能客观了解自己在3天内的行为是否符合断糖原则，也能监督自己哪些部分做到了，哪些部分仍有待加强。

因此，我为大家设计了"断糖饮食记录表"，请务必善加利用。大家可自行增减项目，使"断糖饮食记录表"更完善。若能养成记录断糖生活的习惯，不仅可成功挑战3天断糖，还能让各位以后的断糖生活更顺利，加油！

断糖饮食记录表	第一天（　　月　　日）	
起床时间	时　　　分	
体重	千克	
体脂率	%	
早餐内容 例如：欧姆蛋、无糖酸奶、咖啡		总含糖量
		克
午餐内容 例如：无糖奶酪汉堡、豆腐排		总含糖量
		克
晚餐内容 例如：烧酒、西班牙海鲜炖饭		总含糖量
		克
其他（零食、饮料） 例如：寒天果冻、水煮蛋		总含糖量
		克
健走&慢跑时间	健走　　　　分钟	
	慢跑　　　　分钟	
肌力训练 例如：仰卧起坐20次、深蹲20次		
就寝时间	时　　　分	

断糖饮食记录表	第二天（　　月　　日）
起床时间	时　　　分
体重	千克
体脂率	%

早餐内容 例如：欧姆蛋、无糖酸奶、咖啡		总含糖量
		克

午餐内容 例如：无糖奶酪汉堡、豆腐排		总含糖量
		克

晚餐内容 例如：烧酒、西班牙海鲜炖饭		总含糖量
		克

其他（零食、饮料） 例如：寒天果冻、水煮蛋		总含糖量
		克

健走&慢跑时间	健走　　　　分钟
	慢跑　　　　分钟

肌力训练 例如：仰卧起坐 20 次、深蹲 20 次	
就寝时间	时　　　分

断糖饮食记录表		第三天（　　月　　日）
起床时间	时　　　　分	
体重	千克	
体脂率	%	
早餐内容 例如：欧姆蛋、无糖酸奶、咖啡		总含糖量
		克
午餐内容 例如：无糖奶酪汉堡、豆腐排		总含糖量
		克
晚餐内容 例如：烧酒、西班牙海鲜炖饭		总含糖量
		克
其他（零食、饮料） 例如：寒天果冻、水煮蛋		总含糖量
		克
健走&慢跑时间	健走　　　　　分钟	
	慢跑　　　　　分钟	
肌力训练 例如：仰卧起坐 20 次、深蹲 20 次		
就寝时间	时　　　　分	

找回健康，从断糖饮食开始

非常感谢各位耐心地看到最后一页，也谢谢你们愿意相信我并接受断糖饮食的理论。我知道，断糖饮食法与以往的饮食法大不相同，因此应该也有不少人，即便读到最后仍深感疑惑，甚至对断糖饮食的理论进行抨击，认为断糖饮食是无稽之谈。

对这些批评和指教，我欣然接受。因为当我听到曾经实践断糖饮食法的人笑容满面地告诉我"我又穿得下学生时期的衣服了！"或"身体状况变好，注意力也提高了。希望自己能持续断糖一辈子！"时，这一切都值得了，而我也真心替他们感到高兴。

脱离舒适圈，才能成为理想中的自己

人都害怕改变，因为维持现状是最不费力气、最轻松、最令人安心的生活方式。我也明白，向一个未知的新领域跨出第一步需要极大的勇气。**但如果不下定决心主动改变，那么一辈子都不会有任何变化**。若只想安稳地生活在舒适圈，那么你永远都不会知道外面的世界有多精彩。

人生只有一次，为了成为理想中的自己，请毫不犹豫地踏出第一步吧！

火箭飞向宇宙时，也只有一开始需要消耗许多能量，升空后只需要少许动力就能抵达目的地。换言之，虽然一开始需要大幅改变生活，但习惯后自然就能坚持。

打开新世界的大门，你就能尽情散发自信的光彩。加油，共勉。

西胁俊二